Für Konstanze

Inhalt

Zum Geleit

Diesem Buch von Sigrid Schäfer wünsche ich möglichst viele Leserinnen und Leser aus allen Generationen.

Menschen, die selbst ein Kind verloren oder schwere Trauer erlebt haben, werden sich in vielen Erfahrungen wiederfinden. Das nimmt ihnen ihren Schmerz nicht weg. Aber sie erfahren dabei, dass sie mit ihren schmerzhaften Erfahrungen in der Trauer nicht »verrückt«, sondern »normal« sind. Andere Menschen, die wenig Erfahrung mit schwerer Trauer haben, bekommen einen Einblick, wie schrecklich und schmerzhaft es ist, ein Kind hergeben zu müssen. Das Eingeständnis, es nicht »verstehen« und nicht nachvollziehen zu können, ist hilfreich. Dann unterbleiben vorschnelle Ratschläge und falsche Vertröstungen.

Sigrid Schäfer schreibt kein Buch »über Trauer«, in dem sie theoretisch erklären würde, was Trauer ist und wie man sich in ihr verhält. Sie gibt Einblick in konkret erfahrene Trauer. Dabei verzichtet sie auf jede Rezepthaftigkeit, wie man »richtig« oder »falsch« trauern könnte. Wer bei der Lektüre dieses Buches die Autorin innerlich begleitet, erlebt gewissermaßen ein Wunder mit.

Obwohl Sigrid Schäfer Tag und Nacht von ihrer Trauer heimgesucht, manchmal hin und her geworfen wird, trauert sie nicht nach irgendeiner Methode.

Wie entwickelt sich die Trauer trotzdem weiter? Wie kommt es, dass sie – trotz aller Schmerzen – schon bald zum Ort des Sterbens gehen kann? Was treibt sie an, das ganze Leben ihrer Tochter noch einmal zu suchen? Dabei auch Problemphasen der früheren Entwicklung ihres Kindes noch einmal zu durchleben, obwohl sie weiß, wie viel Schmerz in diesen Erinnerungen liegt? Wie kann sie jene Kleider waschen und zusammenlegen, in denen ihre Tochter starb? Wie kann sie jene Tagebücher lesen, in denen sie das Leben ihrer Tochter noch einmal erlebt?

Sigrid Schäfer braucht von niemand Ratschläge. Sie folgt einer inneren Stimme. Dadurch erfährt sie, wie sie trauern kann.

Die Wandlung ihrer Trauer wird auch im Stil des Schreibens spürbar. Am Anfang schreibt sie wie erstarrt. Da werden Orte, Daten, Fakten aufgezählt, als ob die Seele noch gar nicht ganz beteiligt wäre. So schützt sie ihre Seele vor einem Untergehen im Meer der Schmerzen.

Später muss sie schreiben! Es schreibt und schreit aus ihr heraus. Im Schreiben kann die Seele sich bewegen lassen. Wieder einige Monate später hält sie beim Schreiben immer wieder inne.

Es taucht nicht nur der Schrecken dieses Sterbens, es taucht das ganze Leben wieder auf. Sigrid Schäfer beschreibt mit großer Sympathie und Einfühlung, wie sich ihre Tochter mit den Eltern und deren Lebensstil auseinandersetzen musste. Sie steht authentisch zu ihrem eigenen Glauben und lässt die Skepsis, auch die Andersartigkeit der Tochter zu. In diesem ganzen Erinnern ist das Buch eher ein Lebens- als ein Sterbebuch.

Wie nimmt sie Abschied von der Tochter? Am ehesten, indem sie ihre Tochter – trotz aller Schmerzen – immer wieder zu sich herholt. Je mehr sie spürt, wie diese Tochter in ihr bleibt und zum eigenen Leben für immer dazugehört, desto eher kann sie Abschied nehmen. Je intensiver die Begegnung wird, desto mehr ordnet sich die Beziehung zwischen Mutter und Tochter. So entstehen Abschnitte von großer Schönheit, Liebe und innerem Frieden, ohne dass dadurch die Trauer verklärt würde.

So reich ein Leben sein kann, so vielfältig ist die Trauer mit all ihren verschiedenen Bildern, Träumen, Erinnerungen, Gefühlen und Empfindungen. Der Einblick in persönlichste Gefühle wirkt hier nirgends unecht oder peinlich. Sigrid Schäfer zeigt uns die Ambivalenz, die sie oft erlebt. Natürlich kennt sie Wut. Warum ist das alles so geschehen? Sie ringt zugleich mit jener inneren Stimme, die es dennoch akzeptieren will. Die Mutter-Kind-Beziehung wird mit selbstkritischem Blick durchforscht. Wir spüren in diesem Vorgang viel Versöhnung. Die Mutter erkennt Prägungen und Probleme, die schon immer spürbar waren, und liebt die Tochter genau so, wie sie ist.

Humor und Freude kommen auf an dem, was alles möglich war. Doch in der Freude steckt zugleich die Trauer, weil dieses Leben nicht mehr weitergeht. Stimmt dieses? Manchmal zeigt sich, dass dieses Leben dennoch weitergeht. Es wächst im Verlauf der Trauer zu einem in sich vollendeten Leben, das stehen bleiben darf.

Nirgends wirkt der christliche Glaube aufgesetzt, unecht oder unehrlich. Auf ganz natürliche Weise stellen sich jedoch Zeichen und Bilder der Hoffnung und des Vertrauens ein. Hier wird nicht Trost herbeigeredet. Er wächst ganz aus der Tiefe, inmitten aller Menschlichkeit.

Mögen viele Menschen dieses Buch nicht nur »lesen«, sondern innerlich auch miterleben, was geschehen ist. Wir erfahren, wie sehr Trauer die Selbstverständlichkeit des eigenen Lebens zerbricht. Beim Lesen wird auch jenes Geheimnis sichtbar, dass zerbrochenes Leben heilen kann.

Martin Klumpp
Mitbegründer und langjähriger Vorsitzender
der Arbeitsgemeinschaft Hospiz Stuttgart

Vorwort

Das Manuskript für dieses Buch ist in einem Zeitraum von fünf Monaten entstanden, in der Zeit gleich nach Konstanzes Tod. Viele Kapitel sind »Momentaufnahmen«: Innen- und Außenbilder entlang des Weges der ersten Trauer, ergänzt und durchsetzt mit Erinnerungen – neu formulierten und bereits geschriebenen, die nur zitiert werden mussten –, mit Träumen und Erkenntnissen. Ein ganz wichtiger Teil zeigt das Wesen und die Persönlichkeit Konstanzes, durch Tagebuch-Aufschriebe und Briefe beleuchtet.

Es ist mir bewusst, dass dies alles nur subjektiv sein kann: meine ganz eigene Schau von Konstanze, von dem, was sie mir von sich zeigte und was ich von ihr wahrnahm; wie ich sie gesehen, erlebt und erfahren habe. Ihr Sein ist damit sicher nur teilweise erfasst, und auch für mich bleibt noch vieles offen.

Seit meinem 15. Lebensjahr habe ich immer wieder versucht, Probleme oder Schweres in meinem Leben dadurch zu verarbeiten, dass ich mir – meist in Tagebüchern – schreibend darüber klar wurde, mir dadurch auch Entlastung verschaffte; Lösungen ergaben sich manchmal fast von selbst, oder neue Kräfte. Das Schreiben, das sich ja nur für mich selbst im stillen Kämmerlein abspielte, war eine Art Reinigungsprozess: Es hielt meiner Seele den Spiegel vor, damit sie besser erkennen, verstehen, ertragen und notfalls auch ändern konnte.

Als ich daher einige Tage nach Konstanzes Tod wie unter einem Zwang anfing, aufzuschreiben, was mich – so stark wie noch nie zuvor in meinem Leben etwas anderes – bedrängte und bewegte, da geschah es zuerst nicht in der Intention, daraus ein Buch zu machen. Erst als sich meine Schreibblocks schon zu einem guten Teil gefüllt hatten und ich mich vor allem auch in Konstanzes Tagebücher und Briefe versenkte, entstand bei mir immer mehr – durch Träume verstärkt – das Gefühl einer Aufgabe, die zu erfüllen mir aufgegeben sei. Ich konnte und durfte dies alles nicht verloren gehen lassen!

Konstanze selbst hat ja hier auf dieser Welt keine Zeit mehr gehabt, ihre Gedanken und Erkenntnisse an ihre Mitmenschen weiterzugeben. Solange sie lebte, war es ihr immer ein Bedürfnis, sich anderen Menschen »in Dienst zu stellen« mit dem, was ihre besondere Gabe war: Kreativität, Einfühlungsvermögen und eine große Liebe zu den Menschen und zu allem Lebendigen.

So möchte ich es jetzt stellvertretend für sie wenigstens ein Stück weit tun.

Der Inhalt dieses Buches bewegt sich auf drei Ebenen; drei rote Fäden, zum Teil ineinander verwoben, ziehen sich durch:

- *Der schwere Weg der Trauer*, in Einzelbildern gezeigt. Ich habe das Nachfolgende bewusst mit dem fünften Monat nach Konstanzes Tod, im Oktober 1997, abgeschlossen; für mich selbst schrieb ich noch weiter. Einige wenige Notizen aus späterer Zeit sind dabei, weil sie zum Kontext des Vorhergehenden gehören oder als Ergänzung zu seinem Verständnis nötig sind.
  Ich wäre froh, wenn dieses Buch ein wenig dazu beitragen könnte, die häufig auftretende Sprachlosigkeit und Hilflosigkeit zwischen Trauernden und den nicht oder weniger betroffenen Menschen um sie herum ein Stück weit aufzubrechen.

- *Eine sich wandelnde Mutter-Tochter-Beziehung*, die schließlich die Hierarchie Eltern-Kinder auflöste und sich zu einer ebenbürtigen Partnerschaft entwickelte.

- *Konstanzes »Lebenswerk«*, ihr Wesen, ihr Lebenskampf und ihre »Botschaft«, die für ein sinnerfülltes Leben, für Liebe, Vorurteilslosigkeit und Menschenfreundlichkeit plädierte. Sie schrieb in einem ihrer Briefe: »Ich möchte euch Mut machen, nie müde zu werden, was die Erforschung von Geist und Seele anbetrifft, möchte euch Mut machen, euch für das Wagnis des Lebens zu öffnen.«

Es ist mir nicht leicht gefallen, meine Manuskripte zur Veröffentlichung freizugeben; es mussten innere Hürden überwunden werden – mache ich ja damit auch meine und meiner Familie Trauer öffentlich.

Der Hauptimpuls, warum ich es dennoch tue, ist der Wunsch, dass dadurch etwas sichtbar wird von dem, was Konstanze mir – und vielen anderen Menschen – bedeutete und noch bedeuten hätte können; was sie verkörperte, als sie noch lebte; ihre positive Ausstrahlung. Ich wünsche mir, dass diese Ausstrahlung nach ihrem Tod durch dieses Buch weiterwirkt. Es gibt sicher sehr viele sensible junge Menschen, die mit der »Botschaft« Konstanzes etwas anfangen können, im Blick auf ihre eigenen Sehnsüchte und Sinnfragen, denn sie ist im Grunde eine »Botschaft zum Leben«. Konstanze hat einmal auf das Kuvert eines Briefes geschrieben: »Behutsam damit umgehen, da sehr zerbrechlich!«

Ich hatte das Glück, in Prälat Martin Klumpp einen seelsorgerlichen Berater und in Dr. Christine Flitner eine einfühlsame Lektorin gefunden zu haben; ihnen beiden schulde ich großen Dank.

Von Herzen danken möchte ich vor allem meinem Mann Roland für seine Hilfe auf so vielerlei Art und Weise, und für seine Geduld.

Sigrid Schäfer im August 1999

Nach Konstanzes Tod

Wie schnell sich
die Prioritäten
verschieben können ...
Was gestern noch
so wichtig war,
ist heute
völlig nebensächlich geworden.
Der Tod ist ein gestrenger,
Ausschließlichkeit verlangender
Lehrherr

Wo die Zeit sonst
dahinflog,
wird sie nun lang,
jeder Augenblick
von schwerem Gewicht,
die Nächte
mit Bildern gefüllt

Tausend Gedanken,
die durch den Kopf ziehen,
Erinnerungen,
Schmerzensschreie
nach außen
und mehr noch
nach innen,
Stechende und
getröstete Trauer
im Wechsel,
Sich Aufbäumen und
Aushalten können

19. Mai 1997
– SiS –

Dies war – mit der Traueranzeige zusammen – die Nachricht für Freunde und Verwandte:

– In Kürze die Hintergründe zu Stanzis Tod: –

Letzten Sonntag, 11. Mai, war sie noch, zusammen mit ihrem Freund, voll Leben und Fröhlichkeit dabei, als wir im größeren Familienkreis (15 Leute) den Geburtstag von Roland hier bei uns feierten.

Konstanze lebte ja seit einiger Zeit in Stuttgart (wo sie in einem Friseursalon auch arbeitete) in einer kleinen eigenen Wohnung; sie hatte dort auch ihren Freund Thomas aufgenommen, den sie sehr liebte. Er war seit längerem arbeitslos.

Als sie am Mittwoch Mittag, 14. Mai, vom Geschäft heimkam, fand sie einen Abschiedsbrief von Thomas, dem man entnehmen konnte, dass er sich das Leben nehmen wolle. Er war jedenfalls spurlos verschwunden.

Am Donnerstagmorgen, 15. Mai – übrigens der 35. Geburtstag von Thomas – war auch sie verschwunden – in der Wohnung fand man einen Abschiedsbrief von ihr. Ab da lief eine polizeiliche Suche nach beiden an.

Konstanzes Leiche wurde am Donnerstag Nachmittag im Wald gefunden, ca. 3 km von ihrer Wohnung entfernt. Gestorben war sie um ca. 4 – 5 Uhr in der Frühe.

Es ist eine schöne Gegend dort, und Thilo, ihr Bruder, der sich an der Suche beteiligte, fand Spuren, nach denen sie in der ersten Morgenfrühe nochmals alle ihre (und Thomas') Lieblingswege und zu ihren Lieblingsplätzen gegangen war, durch Wiesen, am Bach entlang, durch den Wald, bevor sie den letzten Schritt tat. ...

Am Pfingstsonntag, 18. Mai, erhielten wir die Nachricht, dass Thomas in einem Hotelzimmer in Amsterdam tot gefunden worden war.

Dies in dürren Worten. Was für uns dahintersteht an Leid und Trauer, könnt Ihr sicher ermessen.

Am Mittwoch, 21. Mai, haben wir unsere geliebte Stanzi zur letzten Ruhe geleitet. Thomas wird feuerbestattet und später in Stanzis Grab beigesetzt.

Im Mai 1997 –

KONSTANZE !

ICH BIN WEG !
ICH KANN NICHT MEHR !
TROTZ DIR – DU HAST ALLES
VERSUCHT UND GETAN.
ICH HALTS NICHT MEHR AUS
MIT MIR – TUT MIR LEID.

BLEIB STARK UND
KOPF HOCH !
ICH LIEBE DICH !

THOMAS

VERZEIHT MIR,
ICH WOLLTE SCHON
IMMER FRIEDEN
FINDEN
ICH HAB' EUCH ALLE
SEHR GELIEBT.

Vorher – Nachher – Gleichzeitig: 14. und 15. Mai 1997

Wir, Konstanzes Eltern und Geschwister, waren ahnungslos bis zum Mittag des 15. Mai, einem Donnerstag.

Mittwoch, 14. Mai 1997

Was wir hinterher erfahren konnten:

Konstanze ging morgens um 8 Uhr in den Friseursalon, um zu arbeiten. Etwa um 10 Uhr klagte sie über starke Ohrenschmerzen und bat darum, zum Ohrenarzt gehen zu dürfen. Sie fuhr mit dem Fahrrad zum Krankenhaus in die HNO-Praxis und kam um ca. 11.15 Uhr zurück zu ihrer Arbeitsstätte. Auf den Mittag fuhr sie nach Hause und fand dort den Abschiedsbrief von Thomas auf dem Tisch liegen, daneben seine Wohnungs- und Hausschlüssel.

Sie rief bei Thomas' Vater an, erreichte ihn nicht persönlich, sondern sprach nur auf den Anrufbeantworter: »Thomas ist weg!«

Nachmittags ging sie wieder zu ihrer Arbeit in den Salon. Thomas Vater rief dort an; sie konnte aber nicht frei sprechen, und sie verabredeten, dass er sie abends zuhause anrufen würde. Im Geschäft verabschiedete sie sich mit den Worten: »Bis morgen.«

Abends rief Thomas Vater bei ihr an; niemand nahm ab.

Donnerstag, 15. Mai 1997
– der 35. Geburtstag von Thomas –

Was wir selbst taten und erlebten:

Thilo (Konstanzes Bruder) ist an diesem Morgen in seinem Büro in Stuttgart, Stefanie (die Schwester) im Landeskirchlichen Museum in Ludwigsburg bei den letzten Vorbereitungen für die am 16. Mai stattfindende Eröffnung der Ausstellung »Herd und Himmel – Frauen im evangelischen Württemberg«.

Was wir hinterher erfuhren:

Konstanze verlässt noch bei Nacht oder in der ersten Morgendämmerung das Haus. Niemand weiß die genaue Uhrzeit. Nach Aussagen des Arztes starb sie um circa fünf Uhr.

Morgens ruft Thomas' Vater Konstanzes Telefonnummer an; als sich wieder niemand meldet, probiert er es im Friseursalon. Von

Roland und ich fahren morgens zum Kreiskrankenhaus auf den Säer und besuchen dort eine schwer kranke, liebe ältere Freundin der Familie.

Als wir wieder daheim sind, erhalten wir einen uns etwas seltsam anmutenden Anruf von Thomas' Vater, welcher nur nach Konstanzes derzeitiger Adresse fragt. Wir geben sie ihm. Da fragt er nach der Telefonnummer ihres Bruders. Ich gebe sie ihm und rufe etwas später bei Thilo an. Was er denn gewollt habe? »Nur Konstanzes Telefonummer«, sagt Thilo.

Wir finden diese Anrufe zwar ein wenig seltsam, machen uns aber keine weiteren Gedanken darüber. – An das, was Realität war, hätten wir am allerwenigsten gedacht!

Um 12.30 Uhr werden wir durch den Anruf von Herrn J. von der Kriminalpolizei Stuttgart in das Geschehen eingeklinkt; erst da erfahren wir, dass Konstanze und Thomas verschwunden sind. Thomas' Abschiedsbrief und der andere Abschiedsbrief – der ohne Unterschrift ist – werden uns vorgelesen. Von wem er sein könnte? – »Von unserer Tochter.« – »Ob man ihn ernst nehmen müsse? – »Ja, sehr ernst.« – »Wo könnte sie hingegangen sein? Wohin Thomas?«

Dass beide nicht zusammen weggegangen sind, kann dem verzweifelten Satz Konstanzes auf den Anrufbeantworter von Thomas' Vater: »Thomas ist weg!« entnommen werden.

Herr J.: »Wo sollen wir suchen?«

Abklärung: Auto hatten sie keines, das Fahrrad war da – also Weg-

dort hört er, dass auf Konstanzes Kommen schon dringend gewartet wird.

Dann ruft er bei uns an und bei Thilo, um zu testen, ob sie bei einem von uns ist.

Danach verständigt er die Polizei.

Diese öffnet die Wohnung:
Auf dem Tisch liegen zwei Bund Schlüssel und zwei Abschiedsbriefe.

Um 12.30 Uhr ruft Kriminalkommissar J. vom Bezirk Stuttgart, zu dem H. gehört, bei uns als den Eltern von Konstanze an. Er bleibt danach ständig mit uns in Verbindung, gibt um 15.45 Uhr den Einsatzbefehl zur Groß-Suchaktion: mit einem Polizei-Hubschrauber, einer Hundertschaft Polizisten und 10 Suchhunden.

Aber sie wurde nicht von Polizeibeamten oder Suchhunden gefunden. Sie war vor dem Zeitpunkt des Einsatzbefehles schon gefunden worden.

Der Wald zwischen H. und R. geht von Stuttgarter Gemarkung nahtlos in Esslinger Gemarkung über. Dort, auf Esslinger Gebiet, wurde Konstanzes Leiche von einem Waldspaziergänger entdeckt, um 13.15 Uhr.

gehen nur zu Fuß oder mit dem Bus möglich. »Ist sie vielleicht zu irgend einer Freundin gegangen, der sie vertraute?« – »Unwahrscheinlich, da würde sie sich eher an uns gewandt haben.« – »Was für ein Mensch ist Ihre Tochter? Was würde sie tun? Das Spektakuläre suchen? Sich zum Beispiel irgendwo herabstürzen?« – »Nein, sie würde sich irgendwohin zurückziehen, die Stille suchen.« »Kennt sie irgendwo einen Zufluchtsort?« – »Die Familie besitzt einen Garten mit Häuschen, umgeben von Gebüsch, inmitten alter Obstwiesen.«

Wir rufen Thilo an, der sich sofort dorthin auf den Weg macht.

Wir rufen auch Stefanie in Ludwigsburg an, ob Konstanze sich vielleicht bei ihr gemeldet habe? – Nein. – Nun ist auch sie sehr beunruhigt.

Thilo sucht im Garten, findet nichts. Er sagt später, er hätte sie höchstens lebend dort finden können, denn sie hätte uns nie die Freude an diesem Familiengarten genommen, indem sie sich dort etwas antat.

Er fährt dann nach H., um sich auf eigene Faust an der Suche zu beteiligen; er kennt ja ihre Wege. Er findet Spuren, die aber nicht weiterführen.

Roland und mir bleibt nur das bange Warten und Hoffen neben dem Telefon. Immer wieder ruft uns Herr J. von der Stuttgarter Kriminalpolizei an, stellt Fragen, wir überlegen gemeinsam. Bevor er den Einsatz zur Groß-Suchaktion gibt, muss er irgendwelche Anhaltspunkte haben, er muss seinen Einsatz ja rechtfertigen können. »Wir

Er eilte so schnell er konnte zum nahe gelegenen Krankenhaus und verständigte von dort Notarzt und Polizei.

Die zuständige Esslinger Kriminalpolizei wusste nicht, dass die auf ihrer Gemarkung gefundene Tote bei den Stuttgarter Kollegen schon seit einer Weile als vermisst gemeldet war.

Es dauerte noch geraume Zeit, bis die beiden Stellen sich koordiniert hatten und Thilo in H. die Tatsachen erfuhr – und uns dann benachrichtigte.

Die Stuttgarter Polizei setzte ihre Suchaktion noch bis zum Einbruch der Dunkelheit – ca. 22.30 Uhr – fort, nach Thomas, von dem ja gar nicht bekannt war, wo er sich hinbegeben hatte. Sein Vater habe keine Anhaltspunkte geben können, sagte Herr J. Er teilte uns am nächsten Tag mit, eine Inspizierung von Thomas' Konten habe ergeben, dass dieser am Dienstag, 13. Mai, eine größere Geldsumme abgehoben hatte. Wahrscheinlich war er also weggefahren – die Suche hier konnte demnach abgebrochen werden.

sind ein paar Mal mit ihr spazieren gegangen, auf den Wegen um die Gärten und Obstwiesen am Hang, und sie hat uns den Wald gezeigt, wo sie auch oft hinging – wenn Sie suchen, dann dort.«

Hoffen und zitterndes Bangen: Ihre Nachricht war in der Vergangenheit geschrieben: – »Ich hab' Euch alle sehr geliebt« –

Wir ahnten, was das bedeuten musste. Doch Hoffnung hält sich ja an jedem Strohhalm fest: Wir hofften und beteten inbrünstig, sie würde lebend gefunden. Im tiefsten Grund unserer Seele wussten wir aber und warteten nur noch auf die Verkündigung des Urteils. Irr klare Gedanken: »Eine Waffe hat sie nicht – wie dann, o Gott?! Nicht viele Möglichkeiten … O Gott, lass es wenigstens nicht auf diese schreckliche Art geschehen sein!« Auf die es dann doch geschehen war …

Um 15.45 Uhr rief uns Herr J. an: »Ich gebe jetzt den Einsatzbefehl.«

Um 17.30 Uhr Thilo am Telefon: »Sie ist gefunden worden – sie ist tot.«

So schlimm es klingt: Nach der Nachricht, dass Thomas auch nicht mehr lebte, waren fast alle irgendwie erleichtert: die Beamten der Kriminalpolizei, selbst Thomas' Eltern, die Geschwister, Roland und ich.

Die Geschichte war nun schlüssig geworden, und für uns enthielt Stanzis Sterben wenigstens den einen Trost, dass ihr der unerträgliche Schmerz um Thomas' Tod erspart geblieben war. Beide hatten ja nicht mehr erfahren müssen, wie der/die andere starb.

Am Pfingstsonntag, 18. Mai, erhielt Thilo von Thomas' Vater die Nachricht, dass Thomas' Leiche in einem Hotelzimmer in Amsterdam gefunden worden war – er hatte sich in der Nacht von Samstag auf Sonntag, 17./18. Mai, dort umgebracht.

Schreiben

20. Mai

Ich schreibe, schreibe, schreibe ... Stehe nachts auf, weil mich die Gedanken quälen, lege sie zur Ruhe in schwarzer Schrift auf weißem Papier. Ein wilder Haufen, diese Gedanken, alles geht kreuz und quer. Ich fange sie ein – manche kommen wieder aus – zwinge sie, stillzuhalten, wenigstens für eine Weile, zwinge sie auf die Seiten meines Schreibblocks – fragmentarisch, nicht fertig.

28. Mai

Schreiben ist für mich zu einer Art Überlebensstrategie geworden, fast eine Sucht: wie eine Spritze, nach der es mir für eine Weile besser geht. Aber ich hoffe, dass diese Sucht – im Gegensatz zur Droge – letztendlich nicht zur Zerstörung, sondern zur Heilung beiträgt. Wie Weinen wehtut, aber dann doch erleichtert, so ist es auch mit dem Schreiben: Mich »auszuschreiben« ist für mich fast wie mich »auszuweinen«. Ich habe jetzt drei Schreibblocks herumliegen im Haus – und einen im Auto.

31. Mai

Meine Haupt-Schreibzeit hat sich auf den frühen Morgen verlagert. Wenn ich, nach ein paar Stunden unruhigen Schlafs, frühmorgens aufwache, der Schmerz schon auf mich wartet, fühle ich mich gerädert, zu gar nichts fähig, unendlich müde. »Ich kann nicht aufstehen«, denke ich, liege mit geschlossenen Augen; langsam klären sich meine dumpfen Gefühle zu Gedanken, formulieren sich zu Sätzen, werden immer mehr, drehen sich in meinem Kopf, wollen freigelassen werden.

Ich gehe ins Badezimmer zur Morgenreinigung. Und dann, oft noch im Nachthemd, eine Strickjacke darüber, verschwinde ich eine Weile in meinem Arbeitszimmer – Roland weiß das schon, lässt mich ganz in Ruhe, bereitet das Frühstück vor. Und ich beginne den Tag mit loslassen, dem Papier anvertrauen, Platz für Neues schaffen.

1. Juni

Ich erkenne mit dem Herzen die Wahrheit einer Aussage des Schriftstellers Hermann Lenz, auf die ich dieser Tage in einem Zeitungsartikel stieß: »Erst durch Aufschreiben mildert sich, was dir begegnet, ins Erträgliche.«

Meine Schreibblocks füllen sich, bis jetzt noch in wildem Durcheinander; drei sind schon voll geschrieben. Es wird noch viel Mühe kosten, das alles in eine gewisse Ordnung zu bringen. Aber das ist sekundär.

Es ist ein großes Puzzlespiel. – Spiel? – Ja. – Konstanze schrieb doch selbst: »Wir sind Spieler, Spielkinder, unser Leben lang.«

6. Juni

Mein Leben besteht derzeit aus Friedhofbesuchen – und Schreiben und Lesen, in Briefen und Tagebüchern, immer wieder Schreiben und Lesen. Etwas, für das ich mir früher mehr oder weniger die Zeit abstehlen musste, genehmige ich mir nun ohne jedes schlechte Gewissen.

Konstanze hat Spuren hinterlassen, viele, viele ...

Manchmal wird mir fast Angst ob dieser vielseitigen Fülle.

Sie hat ihren Mitmenschen, die sie nun verlassen hat, über ihren Tod hinaus viel zu sagen.

Warum nur ist so oft der Tod erst nötig, dass Menschen der ihnen gebührende Raum gegeben wird, dass sie Be-Achtung finden?!

Hinschauen

»Tun Sie sich das nicht an!«, sagte der Bestattungsunternehmer. Doch, wir wollten es, wir brauchten es, und wir sind froh darum, es getan zu haben – trotz aller Schrecklichkeit.

Eigentlich hätten wir unsere tote Konstanze gar nicht mehr sehen dürfen, denn sie war von der Staatsanwaltschaft noch nicht freigegeben; und da Feiertage dazwischenlagen, hätten wir sie dann nachher nicht mehr sehen können, der Sarg wurde zugemacht.

Doch der zuständige Kriminalbeamte, selbst Vater von drei Kindern, zeigte Barmherzigkeit. »Warum sollte ich das nicht erlauben?« Eine Frage mehr zu sich selbst.

Er fuhr voraus zu dem Ort, wo sie vorläufig aufgebahrt lag, regelte alles, wir durften zu ihr hinein. Ein Kasten, überdeckt mit einer Plexiglashaube, darunter lag sie.

Roland, Thilo, Stefanie, ich – und die tote Konstanze. Ein grausamer Anblick. Dieser Tod zeigt keine so friedlichen Züge wie bei einer, die im Bett gestorben ist.

Hinschauen, erst von Weitem, dann von Nahem; dieses Bild in mich aufnehmen – dann musste ich hinausgehen, der wahnsinnige Schmerz schüttelte meinen Körper von innen heraus.

Und doch war dieses Hinschauen notwendig, für uns alle vier. Dieses eine – wahre – Bild haben wir nun in uns, für alle Zeiten; wir müssen damit fertig werden. Es ist jedoch nicht das einzige Bild von Konstanze, das wir in uns tragen. Daneben sind viele schöne, tröstliche Bilder, die uns ein Weitergehen ermöglichen.

Hätten wir nicht diese eine Wirklichkeit gesehen, so glaube ich, hätten uns viele Bilder unserer Phantasie heimgesucht, eines schrecklicher als das andere; unser Suchen und Fragen hätte nicht aufgehört: Welches stimmt? Wie war es wirklich?

Andere, gute Bilder wären dadurch verdrängt worden, hätten lange keinen Platz gehabt. Es war richtig so.

Ich bin
wie ein umgebrochenes
Ackerfeld,
tief durchgepflügt
mit schwerem
Seelenpflug,

offen für alles,
was an Samen
darauffliegt,
gute Saat
und Unkraut,

mit Tränenregen
gewässert,
Keime bergend,
die ans Licht
drängen.

Mai 1997
– SiS –

Wahrnehmung

Ich habe eine ganz klare Wahrnehmung, wie nie zuvor.

Ich sehe, was wahr ist, ob gut oder schlecht, mit unglaublich sicherem Gespür, mit einer Klarheit, die alles Nebensächliche, Unwichtige beiseite schiebt, Echtes von Unechtem scheidet.

Alles verdichtet sich, dringt tief ein, Verborgenes oder scheinbar Bedeutungsloses wird glasklar wahrgenommen, alle Sensoren stehen auf Empfang. Konventionen fallen ab, Hemmungen, die sonst da waren; ich kann annehmen, aufnehmen, Wahrheiten sagen, nach Wahrheiten fragen, selbst – aus meinem tiefen Schmerz heraus – Trost spenden.

Das Gezwitscher der Vögel

20. Mai

Roland und ich wohnen nahe am Wald, in einer ruhigen Gegend mit vielen Bäumen und Hecken. Wenn wir frühmorgens das Fenster oder die Balkontür aufmachen, hören wir den zwitschernden Gesang der Vögel, leise beginnend und sich steigernd zum vielstimmigen Konzert.

Wir hatten uns zu Beginn des Frühjahrs vorgenommen, einmal ganz früh zu einem Morgenspaziergang aufzubrechen und dieses Wunder im Wald zu erleben.

Doch nun: Stanzis letzter, verzweifelter Gang in der Nacht bis zum Morgengrauen, bis zu der Stelle im Wald, wo sie innehielt – und wo die Vögel nicht vor Schrecken schwiegen, sondern den ihnen eingegebenen Liebes- und Lebensgesang anstimmten, während es geschah, dass ein Mensch seinen letzten Lebensatem abbrach ...

Wir schlossen in den ersten Tagen danach die Fenster und Türen dicht zu, wir konnten das Gezwitscher und Gejubele nicht ertragen: laut, penetrant, aufdringlich, unverschämt, ...

5. Juni

Um 4.15 Uhr wache ich auf, öffne die Balkontür, decke Roland, der schläft, besser zu – und lausche dem Erwachen der Vögel: zaghaft erst, von weit her, einzelnes Zwitschern, in das immer mehr einstimmen, selbst der Kuckuck mischt ab und zu seinen Ruf hinein, und der heisere Schrei einer Rabenkrähe setzt zeitweise dissonante Akzente – bis es ein großer Chor ist, ein vielstimmiges Konzert, wunderschön.

Brot und Wein

Sie kam mit einem Korb, darin waren eine Flasche Wein, ein selbst gebackener Brotlaib und eine graue Tonvase mit einem Strauß weißer und gelber Ranunkeln. Dazu hatte sie geschrieben: »Brot und Wein und Blumen bringe ich mit als Zeichen des Lebens, das mit dem Tod nicht zu Ende ist; als Symbol, was eure Tochter Gutes von euch erfahren hat; als Zeichen meiner Verbundenheit mit euch und meiner Trauer ...«

Eine gute Freundin, die ich am Freitagmorgen, einen Tag nach Konstanzes Tod, angerufen hatte, sie um Rat gefragt wegen des Bestatters, wegen des Verfahrens mit dem Grab; was sonst zu tun sei. Sie hatte Erfahrung darin, vor weniger als einem Jahr gesammelte Erfahrung.

Am Samstag, 17. Mai, erschien erst unsere Todesanzeige in der Zeitung, wurde Konstanzes Tod öffentlich.

Am Freitagabend kam sie einfach. Als es läutete, dachte ich an meine Geschwister, die sich angesagt hatten, und war überrascht, dass sie es war. Es tat gut, von ihr in den Arm genommen zu werden, auch wenn ich für Augenblicke dabei die Fassung verlor, wie es mir zu Anfang immer geschah, wenn mich jemand umarmte.

Ihr Brot, das gute selbst gebackene Körnerbrot, war etwas vom Trostreichsten, was wir in dieser Zeit erhielten; es begleitete uns eine ganze Woche lang. Wir aßen es fast andächtig, meist ohne Aufstrich; es stärkte und tat wohl.

Rückkehr zu den einfachen Dingen: »Wasser und Brot« – nicht als Strafe, so wie man diese Zusammensetzung meist auffasst, weil sie oft nicht freiwillig aufgenommen, sondern erzwungenermaßen auferlegt worden war, vielmehr als Notwendigkeit.

So viel Wasser wie derzeit hatten wir noch nie zuvor getrunken – auch unsere Besucher wollten meist nur Mineralwasser –, und Brot war unsere Hauptnahrung, wir brauchten es.

Den Wein werden wir später trinken.

Die Paten

Johanna, die Patin: tiefe Trauer. Sie hatte im Januar noch von Konstanze Post erhalten, eine Karte mit einer bemoosten Treppe, die durch einen Herbstwald weit hinaufführt ...

Johanna musste auf eine unaufschiebbare Reise und konnte daher nicht an der Beerdigung teilnehmen; wir konnten jedoch vorher noch mit ihr sprechen, und sie gab uns ein Gedicht mit, das ich dann bei unserem Zusammensein nach der Beerdigung vorlas:

Für Konstanze

Engel erscheint
aus den Dunkelheiten
den letzten Atem
ins Licht zu weiten.

Die Erdentüre
schließt er sacht
auch alle Fragen
sind vollbracht.

Im tiefsten Wesen
tönt das Wort
sein Glanz berührt
die Seele dort

entbindet sie
der Erdenzeit
sie wandelt im Frieden
ewig befreit.

Johanna

Dieter, der Pate, und seine Frau Dietlind – auch sie konnten es beide kaum fassen. Dieter wurde von unserer Hiobsbotschaft unterwegs am Mobiltelefon überrascht. Er sagte: »Bitte lasst uns nachher weitersprechen – ich kann jetzt nicht«, fuhr nach Hause, rief zurück. Roland erzählte ihm alles. »Didi« rief bis zur Beerdigung jeden Tag an, aus Mainz, sprach mit Roland, seinem alten Freund.

Dietlind, in so manchen Ferien Stanzis Vize-Mama gewesen, schenkte uns ihren großen Schatz: ein vom vielen Gebrauch ziemlich abgegriffenes kleines gelbes Blatt Papier mit einem Gebet, das sie selbst vor ihrer ersten Krebsoperation geschenkt bekommen und seither stets bei sich getragen hatte:

Bitte

Gib mir Kraft für einen Tag!
Herr, ich bitte nur für diesen,
Dass mir werde zugewiesen,
Was ich heute brauchen mag.

Jeder Tag hat seine Last,
Jeder Tag bringt neue Sorgen,
Und ich weiß nicht, was für morgen
du mir, Herr, beschieden hast.

Aber eines weiß ich fest,
Dass mein Gott, der seine Treue
Täglich mir erwies aufs Neue,
Sich auch morgen finden lässt.

Gib mir heute deinen Geist,
Dass das Band werd' stark erfunden,
Das mich hält mit dir verbunden,
Und bis morgen nicht zerreißt.

Und so will ich meine Bahn
Ohne Sorgen weiterschreiten.
Du wirst Schritt um Schritt mich leiten,
Bis der letzte Schritt getan.

(Unbekannt)

Maultaschen und Spaghetti

22. Mai

Wir saßen am Donnerstag Abend, 15. Mai, nachdem wir die schlimmste Nachricht unseres Lebens erhalten hatten, bei uns in N. beisammen um den großen ovalen Tisch, alle wie gelähmt: Roland, Stefanie, Thilo, seine Frau Katrin mit Anna Lena, ich, später kamen noch Stefanies Mann Jürgen und Leonie dazu. Alle voll abgrundtiefer Traurigkeit und Verzweiflung, an Essen dachte niemand, wir hatten keinen Appetit.

Da sagte irgendwann – es war schon spät – Katrin: »Ich habe Maultaschen mitgebracht und Salat, wir müssen jetzt etwas essen, damit wir bei Kräften bleiben.« Die Maultaschen taten gut und stärkten, nicht nur den Leib, sondern – wunderbarerweise – auch ein wenig die verwundete Seele.

Da wurde mir zum ersten Mal die Wahrheit des so simpel erscheinenden Sprichwortes richtig klar: »Essen hält Leib und Seele zusammen.«

Am Abend nach der Beerdigung und dem darauf folgenden Beisammensein im Gemeindesaal des Stephanushauses, wo der heiße Kaffee und die von meiner Schwester Ursula besorgten Brezeln und Hefekränze allen gut getan hatten, saßen wir im engen Familienkreis lange noch zusammen in unserer Wohnung, sprachen, waren traurig, ausgepumpt; letzteres besonders Jürgen, Stefanies Mann; er als Pfarrer hatte ja heute bei dieser Beerdigung Außergewöhnliches geleistet.

Auf einmal überkam uns alle fast gleichzeitig ein Verlangen nach etwas Habhaftem für den Magen – da die Beerdigung schon um 13 Uhr gewesen war, hatten alle zuvor so gut wie nichts zu Mittag gegessen.

Was kochen? Die Wahl fiel einstimmig auf Spaghetti, mit Hackfleischsoße und Parmesan. Ich kochte drei Packungen Spaghetti; Stefi meinte, bei solchen Mengen hätten wir, Papa und ich, noch eine halbe Woche von den Resten zu essen! Unsere Freundin Gretel war auch gekommen, sie musste am nächsten Tag verreisen und wollte uns vorher noch sehen, hatte eine große Schüssel Erdbeer-Sahnequark mitgebracht, den wir als Nachtisch verzehrten.

Die Spaghetti, eine Riesenschüssel voll, waren nachher allesamt weggeputzt. Das gemeinsame Essen hatte etwas Verbindendes und Schönes. Unsere Verkrampfungen lösten sich ein wenig.

Die Tat-Sachen

Ende Mai 97

Meine Hand sträubt sich, aber ich zwinge sie niederzuschreiben, was bisher nur in meinem Kopf sich versteckt hält; manchmal hervorgezerrt wird, wenn ich es aussprechen muss, das grelle Licht fürchtet:

Die ganze brutale Wahrheit,
die Tat-Sachen:

– Konstanze erhängte sich an einem Baum im Wald am frühen Morgen des 15. Mai 1997.

– Thomas schnitt sich die Pulsadern durch in einem Hotelzimmer in Amsterdam in der Nacht vom 17. auf 18. Mai 1997.

Traum-Vision

22. /23. Mai

Heute Nacht ein Traum, mehr noch: eine Vision.

Ich stand in der Mitte eines kleinen Raumes, der keine Ecken hatte, sondern vollkommen rund war, und ich bestand nur aus Kopf. Der Leib war wohl da, ich empfand mich nicht als abgetrennt, aber nur der Kopf nahm wahr.

Aus Fenstern ringsum – wie Oberlichter – kamen mit leichter, fast unmerklicher Fliegbewegung dunkelgraue Schwingen, doch nicht wie Engelsschwingen, mehr wie Fledermäuse – böse, beängstigend –, wurden immer dichter um meinen Kopf, um meinen Hals… dunkle, böse Todesmächte ...

Ich schrie und schrie und schrie und schrie und schrie und schrie …

Roland war neben mir, beruhigte mich. Das Grauen und die Angst hatten mich noch lange im Griff, verebbten nur ganz langsam.

Ich bin jetzt – am Morgen – noch wie gerädert, nicht »da«. Roland sagte: »Du hast gar nicht mehr mit Schreien aufgehört. Du hast so fürchterlich geschrien, dass es mir durch Mark und Bein gegangen ist.«

Drei Papiersäcke

16. Mai: Auf der Dienststelle der Kriminalpolizei bekommen wir, nach sachlicher Information über Konstanzes Todesursache – Selbsttötung, keine Fremdeinwirkung –, drei Papiersäcke ausgehändigt. Inhalt: ihre letzten Sachen, gefunden mit ihrer Leiche im Wald.

Aufschrift erster Sack:	weibl. LN Pullover + Unterhemd + Slip 15. 5. 97 16.30 (Unterschrift)
Aufschrift zweiter Sack:	1 Schal 1 Hose lang 1 Paar Socken 1 Paar Schuhe 15. 5. 97 16.25 (Unterschrift)
Aufschrift dritter Sack:	Jacke blau 15. 5. 97 16.25 (Unterschrift)

Der erste Impuls von Stefanie, Konstanzes Schwester: »Verbrennt die Säcke, wie sie sind! Unbesehen!«

Roland und ich nahmen die Säcke mit nach Hause, stellten sie in den Heizraum. Roland fand noch ein Stück Seil darin, erkannte es als das, welches er ihr beim Umzug gegeben hatte, für irgend einen profanen Zweck.

Nach zwei Tagen trug ich die Säcke in den Haushaltsraum, setzte mich auf einen Schemel vor die Waschmaschine, nahm Stück um Stück heraus, fast andächtig, befreite es von den letzten welken Laubblättern, die daran hingen, hielt lange inne – und legte die Sachen dann behutsam in die Maschine. Dabei war auch der dunkle Anorak von Thomas (»Jacke blau«), Stanzi hatte ihn zuletzt getragen.

Nachher hängte ich sie zum Trocknen auf, und dann legte ich sie zusammen, zum Weggeben.

Die Schuhe

Es sind feste, fast ein wenig altmodisch anmutende braune Salamander-Halbschuhe, voll Erde und Dreck. Sie sind ja bei Nacht durch den Wald gegangen, nicht immer auf dem Weg geblieben, sondern zum Bach hinunter, wo es morastig war, haben sich eigene Pfade gesucht, haben all den Schmerz und die Verzweiflung mitgetragen als schwere Last, bis sie vor jenem Baum anhalten durften, mussten, durch den sie, die Schuhe, dann Entlastung erfuhren.

Roland putzt diese Schuhe liebevoll und sorgfältig. Wir dachten zuerst daran, sie wie die anderen Sachen wegzugeben. Doch wir haben damals Stanzis erste Kinderschuhe aufgehoben, wir werden auch die letzten Schuhe, die sie trug, behalten, bei uns.

Der Pullover

Ein kuscheliger mittelblauer Wollpullover, zusammengelegt, verdichtet. Beim Öffnen gewahr werden: Er ist vorne durchgeschnitten, am Herzen vorbei, über dem Solarplexus.

Alles da, doch nicht mehr heil. So weich und wärmend; wenn ich ihn an mich drücke, ist mir fast, als hätte ich sie, meine Stanzi, nochmals im Arm.

Der Baum

Mai 1997

Stefanie sagt bitter: »O all das Grün! Ich kann keinen Baum mehr ansehen!« Und es ist Mai!

Uns andere quält das Bild auch.

Vielleicht ist es Altersweisheit, wenn ich denke – und es dann auch ausspreche: »O Bruder Baum, was hast du tragen müssen!«

Beim Telefonat mit dem Esslinger Kriminalbeamten, der die Ermittlungen leitet, frage ich: »Wie hat sie es gemacht?« Er: »Das möchte ich Ihnen eigentlich nicht sagen« – Pause – »außer Sie bestehen ausdrücklich darauf.« »Ja, ich will es wissen.«

Er sagte es mir.

Ein Baum, der auch zum Sterben verurteilt ist …

Ich sage es Stefi, es ist ein winziger Trost für uns alle, macht das Mai-Grünen und -Blühen nicht mehr ganz so schwer zu ertragen.

Später, am 20. Juli, haben Roland und ich die Kraft, mit dem Mann zu sprechen, der sie gefunden hatte, abgenommen, auf den Waldboden gebettet, ihr Gesicht zugedeckt, bevor er sich aufmachte, die Polizei zu holen. Für ihn war das eine sehr aufwühlende Erfahrung.

Am 20. Juli führte er uns zu der Stelle mitten im Wald, an der es geschehen war.

Nähe und Distanz

23. Mai

Die Haut ist dünn wie noch nie, die Nerven liegen fast bloß; da liegt es nahe, dass man sich auf die Nerven geht, da gibt es manchen Anraunzer, manch bittere Bemerkung.

Roland und ich haben ein Abkommen getroffen.

Das Herz liegt uns ja beiden wie eine offene Wunde in der Brust, jede Berührung schmerzt, ganz vorsichtiges Bewegen ist nötig. Der Jammer kommt in Wellen, nicht bei beiden im gleichen Rhythmus, manchmal summiert er sich, manchmal – aber das ist sehr selten – löst er sich gegenseitig fast auf.

Und manchmal bin ich so wund, dass ich nicht einmal eine Berührung ertragen kann, kein In-den-Arm-genommen-Werden. Ich liege wie verbrannt.

Ein andermal tut es gut, die Nähe des anderen zu spüren, ganz hautnah, sich aneinander zu lehnen wie zwei Halme, dass beide Halt bekommen; miteinander zu trauern.

Wir haben abgesprochen, einander viel Raum zu geben, einander nichts übel zu nehmen, einander alles zu verzeihen, wie dumm, unnötig oder sogar verletzend es sich im Moment auch äußern möge. Beide sollen die Freiheit haben, die eigene Trauer zu leben, auf ihre/seine Art, wie sie/er es gerade braucht. Und das geht nicht immer synchron.

Ich bin Roland dankbar, dass er mir die Ruhe lässt, mich dafür freigibt, dies alles zu schreiben.

Einmal, als es zwischen uns etwas ungut knisterte, weil wir nicht auf derselben Wellenlänge lagen, sagte ich: »Gelt, du weißt, dass ich dich über alles in der Welt liebe, immer« (und setzte in Gedanken hinzu: wie komisch oder abweisend ich auch gerade sein mag)!

Die Freunde

ENDE MAI

Zwischen Konstanzes Todestag und dem Tag der Beerdigung, dessen Datum wir außer den nächsten Angehörigen und Menschen, die Stanzi ganz nahe standen, niemandem mitteilten, war so viel zu tun und zu verkraften, innerlich und äußerlich, dass wir uns gegen alles nicht unbedingt Notwendige abschirmen mussten.

Die Tage nach der Beerdigung jedoch gehörten unseren Freunden: aus der Nachbarschaft, aus der Kantorei, aus anderen Lebensbereichen. Schon vorher – nach Erscheinen unserer Traueranzeige in der Zeitung – hatten wir ihre Verbundenheit, ihr Helfenwollen gespürt: durch Blumen oder andere kleine Zeichen, die vor der Haustür lagen, durch kurze Zeilen. Sie ahnten ja nur, wussten noch nichts Genaues, waren erleichtert, als wir uns dann meldeten und sie baten, zu uns zu kommen. An einigen Nachmittagen oder Abenden saßen wir so beieinander, immer nur in sehr kleinem Kreis. Wir erfuhren von ihrer Hilflosigkeit, ihrer Not des Nichtwissens, ihrem Abwägen, ob sie sich melden sollten, ob wir sie brauchten oder ob sie still halten sollten, ihrem Wunsch zu helfen.

Wir waren dankbar für ihr einfühlsames Warten, dankbar dann auch für ihr Da-Sein, für ihr Zuhören-Können, für ihre Betroffenheit. Fast alle haben sie ja selbst erwachsene Kinder, sie können sich in uns hineinversetzen. Es hilft ihnen, sagen sie, dass wir offen über alles reden, keine Versteckspiele betreiben.

Uns tut dieses Reden auch gut, über Stanzi, über all' das Geschehene; die Worte fließen wie von selbst – weil wir merken, dass sie aufgenommen werden.

Und doch ist, wenn sie gegangen sind, jedes Mal hinterher eine Schwäche da, die die Knie weich werden lässt, eine tiefe Erschöpfung. Dem Wort nachhorchen: Ja, es wird jedes Mal alles von innen ausgeschöpft, und ich bin nachher unendlich müde.

Signale?

Es ist eine – durch die Wirklichkeit meist bestätigte – Lehrmeinung, dass jeder Suizid-Gefährdete oder -Entschlossene vorher Botschaften, Signale aussendet, verschlüsselte Hilfeschreie.

Konstanze war vertraut mit Gedanken über den Tod, hatte sich viel mit ihm beschäftigt, auch in Gesprächen, mit mir, mit Roland; sie fürchtete ihn nicht als Feind, sondern wusste, er würde einmal als Freund zu uns allen kommen.

Sie aber wollte erst einmal leben; gerade in der letzten Zeit vor ihrem Tod gab es so viele Zeichen der Lebensfreude von ihr, des Lebensmutes, des intensiven Wahrnehmens von kleinen Dingen, in der Natur, in Begegnungen.

Sie wollte leben – aber mit Thomas.

Daher kann es sein, dass sie schon vorher, schon vor dem 14. Mai 1997, für sich entschieden hatte, dass sie nicht leben wollte ohne Thomas, sollte sie je vor diese Entscheidung gestellt werden.

Aber da sie ja hoffte – und lieber leben wollte –, warum sollte sie Signale senden!?

Roland und ich, die wir uns wahrscheinlich mehr als alle anderen Menschen seither Gedanken machten und auf Spurensuche gingen, wir glauben, dass sie für sich selbst keine aussandte.

Wenn es ein Indiz für eine Vorahnung Stanzis gab, dann dies, dass sie in ihrer letzten Lebenszeit noch besonders viel Liebe austeilte – wir durften dies erleben, und auch andere Menschen bestätigten es. Vielleicht, weil sie selbst Abgründe und Nöte kannte, konnte sie auf viele Menschen so echt und liebevoll zugehen.

Sie hat uns persönlich, Roland und mir, im letzten halben Jahr ihres kurzen Lebens noch so viel geschenkt, wie es andere Menschen oft nicht in einer ganzen langen Lebenszeit untereinander tun.

Ich habe übrigens diese Art von – unterbewusster – Vorahnung, die sich in größerer und intensiverer Zuwendung äußert, auch mit zwei anderen Menschen erlebt, über die der Tod wenig später plötzlich und unerwartet (kein Freitod!) hereinbrach. Es waren eher unauffällige Zeichen, die erst im Nachhinein vom Schatten ins Licht rückten, so dass ich ihre Bedeutung erkennen konnte.

Thomas' Signale, die bestimmt da waren, erreichten uns nicht, er war zu weit weg von uns, äußerlich und innerlich. Hat Stanzi sie in ihrer ganzen Tragweite begriffen? Hat nicht ihre Hoffnung überwogen? Sie muss solche Grenzsituationen bei Thomas ja schon des Öfteren erlebt haben, sonst hätte sie nicht im Laufe der letzten vier Jahre mindestens zweimal zu mir sagen können: »Wenn ich nicht wäre, wäre Thomas schon längst tot.« Auch zu Thomas' Mutter sagte sie das einmal, vor etwa einem Jahr.

Nach allem, was wir »wissen«, und das sowohl mit dem Kopf als auch mit dem Herzen, hat Konstanze keine Todessehnsucht gehabt, außer in ihren allerletzten Stunden, sondern eine große Liebes- und Lebenssehnsucht.

Auf die Rückseite des Kuverts eines ihrer letzten Briefe an uns hatte sie geschrieben:

Das Zauberwort:
VERTRAUEN = KRAFT

Nun hatte Thomas durch sein endgültiges Weggehen dem Leben – und damit auch ihr – sein Vertrauen entzogen, so muss sie es empfunden haben.

Roland und ich glauben nicht, dass sie ihre Entscheidung – am Abend des 14. Mai 1997 und in der Nacht darauf – im Affekt traf, in einer Art Panik, dass es eine Kurzschlusshandlung war. Wir glauben, es war eine ganz bewusste, durchdachte und durchlittene Entscheidung, in einer trotz aller Verzweiflung großen Klarheit: Sie traf ihre Vorbereitungen, machte sich auf, und ging ihren letzten, einsamen Weg …

»Ich friere nicht«

Stanzi war oft ein Flattergeistchen, das nicht recht wusste, was es wollte. Hatte sie aber einmal einen Entschluss gefasst, dann zog sie ihn auch durch, mit allen Konsequenzen. Ihre Selbstmotivation war beachtlich. Ich möchte dazu eine kleine Begebenheit erzählen, die damals uns Eltern und ihre Geschwister in Erstaunen versetzte:

Stanzi war sechs Jahre alt, als wir in den Sommerferien 1976 Urlaub machten auf einem Hausboot im holländischen Nordfriesland, das gleichermaßen von einem Kanalnetz wie auch von einem Straßennetz durchzogen ist. Von Wartena über Bergum, Grouw, Joure, Sloten, Workum, Makkum, Sneek schipperten wir über breite und schmale Kanäle mit Hubbrücken, überquerten die »Friese Meren« (= Seen), hielten in kleinen Yachthäfen an oder auf freier Strecke an einem Inselchen oder Kanalufer. Es war herrlich.

Eines Spätnachmittags legten wir vor dem malerischen friesischen Städtchen Joure an und machten uns fertig für den »Landgang«; erst abends wollten wir zum Schiff zurückkehren.

Nachmittags war es noch angenehm warm, aber abends würde es kühl werden, also hieß es: »Jeder nimmt seine Windjacke mit!« Stanzi wollte nicht. Ich redete ihr zu. Nein, sie friere nicht! Aber später würde sie das gewiss tun. Nein.

Nach einigem Hin und Her, bei dem Stanzi fest blieb, sagte ich: »Gut, ich nehme deine Jacke mit und trage sie, weil ich genau weiß, dass es so kühl wird, dass du frierst. Wenn du sie dann aber brauchst, dann bekomme ich 10 Pfennig von deinem Taschengeld.«

Gesagt, getan. Abends, auf dem Heimweg zum Hausboot, begann eine scharfe Brise zu wehen, und es wurde so bitter kalt, dass wir Eltern und die beiden Großen durch unsere Anoraks hindurch froren. Etwas schadenfroh und meiner Sache sicher sagte ich zu Stanzi, nun könne sie ja auch ihren Anorak anziehen. Sie: »Ich friere nicht.« Und sie blieb bei dieser Aussage, den ganzen Weg bis zum Schiff nahm sie die Jacke nicht. Sie hatte auch keine Gänsehaut, sie wurde danach nicht krank, bekam nicht einmal eine Erkältung – sie fror, allen äußeren Bedingungen zum Trotz, wirklich nicht, wie wir mit Staunen feststellen mussten. Sie hatte einfach für sich beschlossen, nicht zu frieren. Wir sagten danach oft: »Bei Stanzi ist die Motivation alles.«

Später beschloss sie, da ihr klar geworden war, dass man von Kunst allein nicht leben kann, eine Friseurlehre zu machen; sie zog sie durch.

Noch später beschloss sie, mit Thomas ihre Zukunft aufzubauen.

Als der Blitz in ihr Leben einschlug und sie erfahren musste, dass ein Leben mit Thomas nicht mehr möglich war, da fällte sie ihre letzte Entscheidung und führte sie aus mit der ihr eigenen Konsequenz.

Kurzbiografie
Konstanze Schäfer

- geb. am 3. Mai 1970 in N.
- dort mit zwei älteren Geschwistern aufgewachsen in einem großen Haus mit parkähnlichem Garten
- 1976 – 1980 Grundschule
- 1980 – 1989 Gymnasium bis zum Abitur
- Flöten- und Klavierunterricht

– Okt. 1989 – März 1991	Studium an der Freien Kunstschule Nürtingen, Fachklasse Malerei
– ab Sept. 1990	Wohnen in der Einliegerwohnung des Hauses der Eltern
– 1991 – 1992	Betreuung mehrfach behinderter gehörloser Menschen im Rahmen eines freiwilligen sozialen Jahres in Heide/Holstein
– Ostern 1992	Rückkehr. In die Einliegerwohnung war in der Zwischenzeit der Bruder eingezogen. Konstanze mietet sich in Stuttgart-F. in einer Wohngemeinschaft ein. Teilnahme an Vorlesungen und Veranstaltungen der Akademie der Bildenden Künste Stuttgart; Gaststudentin in der Klasse von Prof. Josef Kosuth.
– Sommer 1993	Beginn der Verbindung mit Thomas
– 1993 – 1995	Ausbildung zur Friseurin in Stuttgart Gesellenprüfung

---

Folgende Aufstellung über ihre Kunst-Aktivitäten stammt von Konstanze selbst:

1992	KofferInnen, Performance und Werkschau, Kunstitut Stgt. (Einzelausstellung)
1993	HEUTE (Gertrude STEIN)er, audiovisuelle Installation/Werkschau Installationsraum Klasse Kosuth, Kunstakademie Stgt. (Einzelausstellung)
1993	GWARRT special issue, Text Titelstory, Zeichnung
1993	Redaktionsmitglied von »DAS«, Zeitung Klasse Kosuth
1993	Trailer für Gruppenausstellung Klasse Kosuth (Mitarbeit), Universität Schloss Hohenheim
1994	Familienprogramm, Künstlerhaus Stgt. (Gruppenausstellung)
1994	Meta 3 (Kunstzeitschrift), Textbeitrag und Foto
1993–94	Schäfer/Schipfer BarAbend (Künstlertreff), u.a. Liststraße und Künstlerhaus Stgt. und in Hamburg

1993–95	Mitbegründerin und Vorstandsmitglied von Oberwelt e.V. (ehemals Kunstitut) Stgt.
1995	Workshop, Klinger Frisuren Stgt., Beteiligung verschiedener Künstlerinnen, Organisation
1995	Ausstellung »Liana Häring, Bodyscapes«, Klinger Frisuren Stgt., Konzeption, Wandmalerei
1996	Fortbildung zur Kursleiterin für Friseurfortbildung, KERTU, Stuttgart/Berlin

---

1993 – 1995	Wohnen in einem spartanisch ausgerüsteten, aber idyllisch gelegenen alten Einfamilienhaus in Stuttgart, zuerst mit einer Freundin zusammen, nach deren Auszug mit Thomas zusammen, der sich dort mit seiner Firma für Computergrafik selbstständig macht.
Feb. 1996	Umzug in die schöne, geräumige Stadtwohnung in der Filderstraße, Stuttgart (Thomas ist Hauptmieter, Konstanze Untermieterin); berufliche und partnerschaftliche Krisen
Aug. 1996	Bruch zwischen Thomas und Konstanze, Trennung. Konstanze wohnt einige Wochen in der Einliegerwohnung des elterlichen Hauses in N. bzw. in der Wohnung ihres Bruders in Stuttgart-U. (während dessen Urlaubsabwesenheit)
1. Sept. 96	Beginn der Arbeitstätigkeit in einem Friseursalon in Stuttgart-H.
1. Okt. 96	Einzug in eine eigene kleine Wohnung in Stuttgart-H.
Feb. 97	Thomas zieht auch dort ein
15. Mai 97	Konstanze nimmt sich das Leben

Die Wohnung

Martina G., Konstanzes Freundin aus Kunstakademie-Tagen, die wir bei einer Begegnung am Grab erst kennen lernten, sagte dort: »In Stanzis Wohnung war so eine gute Atmosphäre. Man fühlte sich gleich wohl darin.« Die gleichen Worte hätte ich auch gebraucht.

Roland hatte diese Wohnung nach Stanzis Trennung von Thomas und nach ihrem kurzen Intermezzo bei uns mit ihr zusammen ausgesucht. Stanzi hatte zuerst noch gezögert, der niedrigeren Miete wegen wieder mit einer WG geliebäugelt, die Trennung von Stuttgart City noch nicht ganz verwunden. Aber dann gelangte sie doch zu der Überzeugung, dass es angenehm sei, das Badezimmer allein benützen zu können und Ruhe und Selbständigkeit in den eigenen vier Wänden zu haben.

Mit geringen Mitteln, ohne viel Geld, aber dafür mit viel Phantasie und Pfiff machte sie aus der kleinen Wohnung ein Zuhause, drückte ihr einen ureigenen Stempel auf. Sie selbst fühlte sich wohl darin. – Als eine Reminiszenz an den Urlaub in Marokko, wo sie wohl die glücklichsten Tage mit Thomas zusammen erlebt hatte, schrieb sie zwei Wochen nach ihrem Einzug das Gedicht »Afrika – wie es in H. lebt«, das sie mir dann mit ihrem Brief vom 25./26.11. 96 »fürs LEBEN nach dem Totensonntag« schenkte (siehe Seite 197).

Als ich jetzt, nach Stanzis Tod, in ihren Tagebüchern blätterte, da glaubte ich ihre Heumadener Wohnung vor mir zu haben, als ich den Eintrag vom 10.03.92 las: »Ich finde eine Wohnung für mich allein, mit einem Balkon, auf dem ich sein kann, ohne mich beobachtet zu fühlen, und von dem aus ich die Umgebung überblicken kann. Die Wohnung liegt so, dass ich die Möglichkeit habe, sowohl schnell in einen Wald, auf Wiesen und Felder, ruhige schöne Natur zu kommen, aber auch schnell in eine größere Stadt .... Eine Badewanne soll drin sein. Alles nicht zu groß, aber heimelig und licht. Ich möchte genügend Fenster und Licht haben. Einen größeren Raum zum Wohnen und eine kleine Abstellkammer.«

Nun hatte sie sogar zwei Räume, ein Wohnzimmer und ein Schlafzimmer. Und ihr ganzes Entzücken war das kleine Durchreichefenster von der Küche zum Wohnzimmer. Als sie das entdeckt hatte, habe sie sich gleich in die Wohnung verliebt, sagte sie.

Rings um die kleine Terrasse beim Wohnzimmer, die – ohne abgrenzendes Geländer – in ein Wiesenstück auslief, waren Rosen gepflanzt. Konstanze liebte sie. Als es Herbst wurde und die meisten Rosen verblüht waren, da gab es eine Rose, die ihre Schönheit behielt bis über den ersten Frost hinaus. Konstanze hatte ein fast persönliches Verhältnis zu ihr. Sie erzählte uns, wie sie jeden Tag nach ihrer Rose schaue, ihr gut zurede, damit sie noch lange ihr Blühen durchhalte, gegen die Nebel und die Kälte des Spätherbstes. Die Rose dankte es ihr, indem sie über die normale Zeit hinaus ihre Blütenblätter nicht fallen ließ.

Als wir nach ihrem Tod in Stanzis Wohnung kamen, fanden wir unter ihren vielen Büchern, die meisten im Regal, zwei vor, bei denen es schien, als ob sie noch kurz zuvor (in den letzten Tagen, in den letzten Stunden?) darin gelesen habe: Auf dem Nachttisch am Bett lag ihre Bibel, aufgeschlagen bei den ersten Psalmen; auf dem Tisch im Wohnzimmer ein Gedichtband von Erich Fried, geöffnet und mit den beiden Einbanddeckeln nach oben daliegend. Auf der aufgeschlagenen Seite stand ein herbstliches Liebes-Abschiedsgedicht.

Das Bild

Bei meinem ersten Besuch in Konstanzes neuer Wohnung – zusammen mit Roland, der sie ja schon kannte – sah ich, dass Konstanze viele ihrer Bilder aufgehängt hatte, meist entstanden in der Zeit ihres Studiums an der FKN (Freien Kunstschule Nürtingen) und an der Kunstakademie Stuttgart. Sie hatte sie seither in Kisten verstaut gehabt. Da waren ihre dunklen Nachtbilder mit den zarten Lichtspuren; ihre in Öl gemalten Aktbilder. Manche davon hatte ich noch nie gesehen.

So auch eines, das in ihrem Schlafzimmer hing und, als ich eintrat, vom hereinfallenden Sonnenlicht angestrahlt wurde: ein Akt in blau-schwarz-braunen Ölfarben, eine stehende junge Frau, das Gesicht nicht ausgeführt und für mich doch gleich erkennbar als ein Selbstbildnis Konstanzes. Sie selbst sagte das nicht – sie sagte nie viel zu ihren Bildern.

Dieses Bild sprang meine Seele an, legte sich auf mein Herz, ich fand es wunder-, wunderschön. Bei meinem zweiten Besuch dort erging es mir ebenso.

Als ich ihr bald darauf einen Brief schrieb, lautete der Schluss: »Nun muss ich dir noch etwas gestehen: Ich habe mich verliebt! Aber du brauchst nun nicht um den Papa Roland zu fürchten – denn weißt du, in wen ich mich verliebt habe? – In die dunkle Akt-Schönheit in deinem Schlafzimmer ... Und zwar war es Liebe auf den ersten Blick; es hat mich ganz angesprungen, dieses Bild, als wir das erste Mal bei dir waren. Und nun beim zweiten Mal habe ich es wieder angeschaut und finde es sehr schön.

Würdest du es an mich verkaufen oder kannst du dich nicht davon trennen? Was meinst du dazu? Wenn ja, sag mal dem Papa

Roland nichts davon, dann soll es eine Überraschung für ihn werden.« Am Heiligabend 1996 kam sie und brachte das Bild mit. Es fiel ihr nicht so sehr schwer, denn sie wusste ja, dass sie es jederzeit bei uns wieder sehen konnte. Als wir darüber sprachen, warum mich diese junge Frau so anrührte, meinte sie: »Ja, sie ist demütig und stolz zugleich.«

Dieses Bild war wahrscheinlich das einzige Kunstwerk von ihr, das sie je zu einem anständigen Preis verkauft hat; sie war ja ansonsten viel geübter im Verschenken.

In den Jahren 1994 bis Anfang 1997 fertigte sie eine ganze Anzahl kleiner surrealer Collagen aus Zeitungsbildern, betitelt »Aus aller Welt«; diese waren in Absprache mit ihrem früheren Chef, auch er ein Kunstförderer, schon für eine kleine Verkaufsausstellung im Herbst 1997 in seinen Geschäftsräumen vorgesehen. In ihrer Bescheidenheit hatte sie die Preise sehr niedrig angesetzt und, was uns am meisten rührte, auf die Rückseite jeder Collage noch geschrieben: »Menschen bis 26 oder über 65 Jahre oder mit mindestens drei Kindern sowie Alleinerziehende bezahlen die Hälfte.«

Auflösung

25. Mai

Gestern waren wir – ihre Eltern und Geschwister – in Stanzis Wohnung, um ihre Sachen zu sichten, bevor wir dann in den nächsten Tagen die Wohnung ganz ausräumen müssen.

Das Spannungsfeld der Gefühle dabei war fürchterlich, kaum auszuhalten. Einerseits kamen wir uns vor wie Leichenfledderer, wie Einbrecher in ihre Seele; andererseits spürten wir Hochachtung, manchmal auch Erschrecken, tiefes Angerührtsein; Zwiesprache, Liebe.

Ihre Bücher, noch einmal ihr Suchen aufzeigend – und sicher auch ihr Finden –, Thomas' Bücher; Videos, die wir zum Teil mit den beiden zusammen angesehen hatten, – z.B. das Roadmovie von der Fahrt nach Kopenhagen, wo sie sich mit einem »Zine« (= der No. 1 einer Kunstblatt-Serie) an der Ausstellung »Now Here, Louisiana Museum of Modern Art«, beteiligte, oder das Video von Thomas' witziger Lenin-Performance.

Ihre bescheidene, aber praktische Kücheneinrichtung, herausstechend das liebevoll eingerichtete Gewürzbord; das Bad mit vielen Utensilien, Kosmetika, fast alle angebraucht wie in jedem normalen Badezimmer; der leuchtend rote Duschvorhang, den sie mit Roland zusammen in den Tagen des Einzugs gekauft hatte; das Schlafzimmer, ihre Kleider; in einer anderen Ecke dort das Regal mit Thomas' Kleidern, sie hatte ihm überall seinen eigenen Bereich überlassen.

Jedes von uns suchte das aus, was es haben wollte, als Erinnerung oder weil wir es einfach nicht fertig brachten, dies oder jenes gleich wegzugeben, was so deutlich zeigte, wie sie gewesen war.

In der ganzen Wohnung war alles übersichtlich, doch nicht penibel angeordnet an seinem Platz; Stanzi hatte ihr kleines Reich liebevoll »im Griff« gehabt. Früher, als sie noch bei uns wohnte, war ihr Zimmer meist ein einziges Chaos gewesen, es hatte deswegen oft Ärger zwischen uns gegeben.

Nun kamen wir uns vor wie in einem Film, der in der Wohnung vor uns ablief; wir konnten ihn nur durch Neben-uns-selbst-Stehen aushalten: getrocknete Rosen an vielen Stellen hängend; der geliebte Wuschelhund aus ihrer Kindheit neben dem Bett; spartanische Regale, gefüllt mit Büchern und Kunstzeitschriften; praktische Dinge, die wir ihr damals beim Einzug vor sieben Monaten aus unserem Haushalt mitgegeben hatten; die von ihr gemalten Bilder an den Wänden; an einer Wand auch die Serie meiner »Meer und Wolken«-Fotografien, die ich ihr zu Weihnachten geschenkt hatte; ihr Taufkettchen, ein altes Familienerbstück (Leonie, ihre Patentochter, soll es nun bekommen); die Bluse, die sie getragen hatte, als wir sie zum letzten Mal lebend sahen; noch vieles andere mehr …

Dies alles auseinanderreißen, zerfleddern. So schlecht hatte ich mich noch nie zuvor gefühlt. Den anderen erging es genauso. Sich dazu zwingen: nüchtern zu sein, zu funktionieren. Neben sich stehen. Dazwischendrin dann doch heulend auf Stanzis Bett liegen. Zum Schluss dann das Ergebnis wahrnehmen: ein Chaos, die kleine, gute Ordnung aufgelöst, Stanzis Geist vergewaltigt, vertrieben!

Fast zum gleichen Zeitpunkt hielten Roland, Stefanie, Thilo, ich es nicht mehr aus, fuhren uns wegen Kleinigkeiten an; die Nerven lagen bloß. Wir merkten, dass wir aufhören mussten.

»Auflösung«, hieß der Titel der letzten von Thomas initiierten Ausstellung der »Kunsthalle e.V.«, bevor er die Arbeit dort aufgab. (Von da an existierte die »Kunsthalle e.V.« nicht mehr). Konstanze war es, die sich diesen Namen hatte einfallen lassen.

Begegnung am Grab

SONNTAGABEND, 25. MAI

Morgens waren wir schon am Grab gewesen, und abends so um acht Uhr zog es uns nochmals hin – die Tage sind ja jetzt lang und hell.

Vom Friedhofeingang aus den geraden Weg hinauf, vorbei an den Margueritenwiesen, wo keine Gräber sind, die ganze Länge des Weges – ca. 400 m – bis zur Abbiegung nach rechts am Ende. Von dort schon der Blick auf Stanzis Grab. »Halt, warte«, sagte Roland, »dort stehen zwei Frauen und weinen.«

Nach einer Weile gingen wir doch den Weg hinunter aufs Grab zu. Die beiden waren ganz versunken, sie nahmen uns erst wahr, als wir neben ihnen standen: »Wir sind die Eltern.« – Die zwei Frauen waren Mutter und Tochter, eine Freundin Stanzis aus der Zeit der Kunstakademie. »Es tut uns so leid.« Stilles Umarmen, obwohl wir uns nie zuvor gesehen hatten.

Sie hatten ein Stiefmütterchensträußchen aufs Grab gelegt und – geschützt durch Plastikfolie – einen Brief »an Konstanze«. Die Mutter, Frau G., erzählte uns, dass sie ihr Haar, eine richtig schöne Mähne, immer selbst geschnitten habe, niemand drangelassen, bis es dann einmal wirklich »außer Rand und Band« gewesen sei. Martina, die Tochter, habe gesagt, sie solle es mal mit Konstanze probieren. – Und Konstanze hatte mit zarter, aber sicherer Hand weggeschnitten, die Mähne gelichtet, in eine gute Form gebracht. Es sei bewundernswert, meinte Frau G. nun, wie sie ihren Friseurinnenberuf erlernt und dann auch angenommen und ausgefüllt habe.

Der Brief:

25. 5. 97

Liebe Konstanze,
zart, geöffnet – fast überwach, auch verschlossen, hartnäckig, willensstark – so durfte ich dich in einigen Gesprächen erleben.

Ich bewunderte dich, wie entschieden du Umbrüche in deinem Leben annahmst und sie weiterführtest.

Und vor nicht langer Zeit teiltest du mit glücklichem, hoffnungsvollem Gesicht knapp und leise mit, dass du mit einem alten Freund einen Neuanfang wagen würdest.

Was für ein Abgrund muss sich vor dir aufgetan haben! Welche Schwärze, welche Dunkelheit hat dir jede Aussicht auf einen Weg, auf Halt, auf Hoffnung genommen? Wir wissen es nicht und fühlen uns mitschuldig, dass wir nicht da waren, als du Hilfe brauchtest.

Du wolltest einen Weg – auch da, wo keiner sich zeigte, und sprangst mit allen, mit deinen letzten Kräften mitten in das Dunkel hinein – und gelangtest dabei auf die andere Seite. Unfassbar für alle!

Aus tiefster Seele wünsche ich, dass auch du während deines »Sprunges« von deinem Engel in den Arm genommen wurdest, dass du bewahrt jetzt schlafen oder erwachen darfst, an einem Ort, wo »alle Tränen abgewischt« werden (Offenb. d. Joh. 21,4)

Und eine andere Bitte für dich ist, dass deine Eltern, deine Geschwister, alle, die dich liebten und kannten, getröstet werden und ihren Schmerz immer zarter zu dir hinüberschicken können, damit du den deinigen besser ablegen kannst.

Mögest du Lösung und Klärung finden in himmlischen Ebenen, in himmlischer Behütung!

Und wir wollen uns von dir und deinem Schicksal sagen lassen, wie unsäglich wertvoll und wie unsäglich zerbrechlich das Leben und die Liebe ist.

In tiefem Mitgefühl für den Schmerz und die Trauer deiner Familie und deines Freundeskreises,

die Mutter deiner Freundin Martina

Margrit G.

Meine Traurigkeit

27. Mai

Ich liege morgens im Bett: – traurig bis auf den Grund, mit schweren Gedanken, die mich quälen, einen Kloß im Hals, nahe am Weinen, und doch nicht weinen könnend.

Roland beugt sich über mich, ich sehe sein zerfurchtes Gesicht, mache die Augen wieder zu, er streichelt mich, ich kann selbst das im Augenblick nicht ertragen, er steht auf, geht hinunter.

Ich setze mich auf, sehe mein Gesicht im Spiegel, erschrecke bei dem Anblick, werde fast davon abgestoßen.

Meine Trauer passt so gar nicht zu meinem Gesicht!

Mein Gesicht ist alltäglich, rundlich, zerknittert, mit strubbeligem graublondem Haar, das einer alternden Dutzendfrau.

Meine Traurigkeit ist dunkel, schmal, vergeistigt, alterslos, fragil.

Aber ich werde mit mir weiterleben müssen, so wie ich bin, auch wenn Innenbild und Außenbild oft auseinanderklaffen.

Auf Träume achten

Seit vielen Jahren schon achte ich auf meine Träume.

Ich träume viel, aber wenn ich aufwache, sind diese Träume meist weg, wie bei einer Tafel, von der man die Kreide abgewischt hat.

Es gibt sicher verschiedene Stufen von Träumen:

Die einen sind so leicht, dass sie wieder verschwinden dürfen, ehe man sie »dingfest« gemacht hat. Andere gehen tiefer, oder besser gesagt, sie kommen aus größeren Tiefen. Und schließlich gibt es solche, die sich nicht übergehen lassen, die einbrechen in die Seele, die Spuren hinterlassen – bis ins Aufwachen hinein.

Diese Träume – oft sind es nur Traumstücke – schreibe ich auf. Meine Tagebücher sind durchsetzt mit Traumberichten.

Meist verstehe ich, was ein Traum mir sagen will; an manchem Traum rätsle ich lange herum, muss ihn auch nicht immer ganz ergründen. Manchen aufgeschriebenen Traum verstehe ich erst viel später.

Traum

27./28. Mai

Ein langer Traum, voll surrealer Bilder: Ich kann mich – und das nur sehr skelettiert – bloß an den Schluss erinnern:

Irgendwelche Mächte, die uns – andere Menschen und mich – beherrschen wollten, zuletzt symbolisiert durch einen großen Haufen Materie, der am Boden lag. Ich beobachtete das von oben herab. Die Materie wurde zu einem riesigen Affen, doch nicht aus Fleisch und Blut, sondern aus starkem Papier, aus Pappe, mehr zweidimensional, unter der anderen Materie halb verborgen.

Einem plötzlichen Impuls folgend stürzte ich mich darauf, trampelte darauf herum, versuchte, den Affen aus Pappe zu zerreißen. Es war Schwerstarbeit. Endlich hatte ich es geschafft – er war vernichtet, in Stücken.

Da – entstand aus diesen Stücken eine Gestalt, stand daneben, glatt, unversehrt, unbeweglich: ein Mensch, nicht größer als ich, auf den ersten Blick gar nicht beängstigend wirkend, in der Uniform und mit dem Gesicht eines jungen Mao: ein junger Diktator.

Der sagte ganz ruhig, aber bestimmt: »Ich bin der Nächste« (»der euch beherrschen will« sagte er nicht, aber ich wusste in diesem Moment, dass es so war). Da schrie ich wieder, diesmal nicht so lange, es war mehr ein verzweifelter Aufschrei.

So war es also – und so wird es sein:

Dieser grausame, animalische, wilde Schmerz der ersten Tage ist »bezwungen«. Doch nun kommt der Schmerz in anderer Gestalt: vielleicht in verfeinerter Grausamkeit?

Daheim bleiben

Mai/Juni

»Fahrt fort«, rieten uns die Kinder, »fahrt eine Weile weg von allem und ruht euch aus.« Ich glaube, wir kämen uns noch verlorener vor, wenn wir's – jetzt – täten. Später sicher, ja, wenn wir dann unser eigenes Leben weiterleben werden.

Aber nun leben wir noch einmal ganz intensiv mit Stanzi, wollen daheim sein, zurückgezogen in unserer »Höhle«, wo überall auch ihre Spuren sind: Bilder, Skulpturen, Briefe …, wo ihr Lachen noch im Raum zu hängen scheint, wo wir sie sehen, wie sie im Türrahmen des Wohnzimmers – hinter dem mit einem drapierten Tuch verhängten Bügelbrett – am 11. Mai mit Thomas zusammen ein kleines Theaterstück spielte, das sie für ihren geliebten »Babbi« selbst verfasst hatte.

Daheim sein, wo meine Tagebücher sind, jederzeit greifbar, wo ich nach Spuren suchen, nach Erinnerungen graben kann.

Das Kinderbuch

28. Mai

Gestern Abend, nachdem wir die vom Fotografen abgeholten Dias angeschaut hatten: vom Osterspaziergang, bei dem Stanzi und Thomas mit Stefi, Jürgen, Leonie, Thilo und Katrin dabei waren – die letzten Fotos von den beiden –; und auf dem gleichen Film: Stanzis Grab mit seinem Blumenmeer; gestern Abend also blätterten wir auch in Stanzis Kinderbuch.

Für jedes unserer drei Kinder hatte ich ein großes Buch angelegt, von der Geburt an bis zum Schuleintritt: mit Fotos, Gratulationspost, abgeschnittenen Haarlöckchen, Kinderzeichnungen, und viel Geschriebenem zwischendrin: über ihre Entwicklungsschritte, über meine – oder Rolands – Beobachtungen, meine Empfindungen als Mutter, über Aussprüche und Kommentare aus »Kindermund«, über ihre kleinen und oft lustigen Streiche.

Beim Blättern, Schauen, Lesen mussten wir gestern weinen und lachen zugleich.

Ich möchte jetzt – im Gedenken für sie und in Erinnerung an das Kind Konstanze – einige Stellen aus dem Buch herausschreiben:

10. Mai 1970

Heute vor einer Woche, um halb vier Uhr nachts, ertönte dein erster Schrei. Und zwar war der nicht zu überhören!

Nach deiner Geburt früh am Sonntagmorgen, als ich dann in meinem Zimmer lag und über all das Geschehene nachdachte, da sangen die Vögel so jubelnd – und wenn ich nun aus dem Fenster sehe, blühen überall die Bäume und Büsche. … und ich kann mich nicht sattsehen an dir. Ich genieße hier im Krankenhaus so richtig die Ruhe und das Da-Sein für dich allein, mein kleiner Goldschatz.

Bald dürfen wir ja heim zusammen, und auch darauf freue ich mich, wenn du dann aufgenommen wirst in die Mitte deiner zwei Geschwister, die sich natürlich riesig über ihr neues Schwesterle freuen. Bin ich nicht reich?

Am 28. Juni 1970 war Taufe in der Stadtkirche. Konstanze sah im weißen, mit winzigen Röschen geschmückten Taufkleidchen noch zarter und süßer aus als sonst – Onkel Didi musste lauthals lachen ob des Paradoxons, als Roland einmal von ihr als vom »Festochsen« sprach!

Er hat seinen Engeln
befohlen über dir,
dass sie dich behüten
auf allen deinen Wegen. Psalm 91, 11

Mich hat besonders bewegt, dass du, Konstanze, als Taufspruch fast meinen Konfirmationsspruch bekommen hast (der 2. Mose 23, 20 steht und die Parallele zu Psalm 91 ist). Ich finde ihn so tröstlich, gerade weil in unserer unsicheren Zeit unsere Wege ja so ungewiss sind und auch wir Eltern dich nicht immer behüten können.

11. August 1970

Wir haben festgestellt, dass es bei jedem Kind anders ist: Beim ersten zum Beispiel ist alles neu, man kommt aus dem entzückten Staunen nicht heraus, ist dabei noch etwas unsicher und auch gespannt auf das, was noch kommen mag, fast täglich ja Neues. Man lebt dabei auch viel in die Zukunft.

Beim zweiten überwiegt das stolze Gefühl, nun Mutter »mehrerer« Kinder zu sein, der Wunsch, jedem gerecht zu werden, und das Erlebnis des gegenseitigen Entdeckens und Sich-Annehmens der Geschwister.

Beim dritten dagegen sind die Geschwister schon größer; es ist, als ob die Familie sich um das Kleine schare und es zum Mittelpunkt und Gegenstand des gemeinsamen Entzückens mache. Für die Mutter ist alles, was mit der Pflege und Wartung zusammenhängt, bekannt; sie weiß, was noch kommen wird, so dass die äußeren Dinge mit viel größerer Gelassenheit und Sicherheit verrichtet werden können. Und daher ist ihr Interesse weniger auf die Zukunft gerichtet als in die Gegenwart; sie weiß, wie schnell das Wachsen und Großwerden vor sich geht und versucht daher das Schöne jedes Augenblicks mit ihrem Kind so intensiv zu erleben und zu genießen wie es nur geht.

25. November 1970
Konstanzchen, du bist ein so liebes und sonniges Geschöpf – ich muss jedes Mal staunen, wenn zum Beispiel der Papa dich auf dem Arm hat, wie klein und zierlich du da aussiehst. Deine Augen sind dafür umso größer; das halbe Kind besteht aus Augen, so wenigstens kommt es einem vor, wenn du deine Umwelt mit den weit aufgerissenen, klaren Guckern ganz intensiv in dich aufnimmst.

Aus einem Brief an eine Freundin vom 29.12.1972
Konstanze scheint das am meisten in sich ruhende und heiterste Naturell unseres Kleeblatts zu haben, was weiter auch nicht verwunderlich ist, denn sie lebt ja in völliger Geborgenheit, badet förmlich im Wohlwollen der Familie. Und wo die anderen sich selbst mit der »rauen, feindlichen Welt« auseinander setzen mussten, da wird sie von ihnen im Schlepptau eingeführt – sie läuft überall so mit, ist dadurch aber unheimlich selbständig, weil das Vorbild der Großen sie dazu animiert. Sie versteht sich gegen ihren großen Bruder und ihre große Schwester auch sehr wohl durchzusetzen, oftmals lautstark; die geben zwar Contra, lassen aber eine gewisse Nachsicht nie vermissen. In der Familie wird sie häufig »der Energiezwerg« genannt. So lässt sich's schon leben, gelt!

Andererseits ist die Kleine aber auch ein Segen für die ganze Familie; durch sie ist unsere Familie irgendwie erst »vollkommen« geworden (in Sinn von »abgerundet«, nicht von perfekt).

November 1973
Konstanze schreibt »an den Wolf«. Befragt, was sie denn schreibe:
»Wolf, ich böse dich!«
Auf mein etwas verständnisloses Gesicht hin:
»Ich kann doch nicht schreiben: Ich liebe dich!«

30. Januar 1974
Vor ein paar Tagen sagte ich zu ihr: »Stanzilein, gib mir einen Kuss!«
Darauf sie sehr ernsthaft: »Ich hab' aber bloß noch einen!« Den nahm ich also in Empfang. Dann gab ich ihr ein paar Küsse. »Danke, danke«, sagte sie erfreut, »jetzt hab ich wieder!«
Nun treiben wir's also seither mit den Küssen auf Vorrat; neulich, als sie nach eigener Aussage noch drei zu vergeben hatte, hielt ich ihr nach dem dritten, mit spitzem Mündchen schmatzend ausgeteilten, nochmals die Wange hin – aber ihr Gesichtchen glich einer Marmorstatue, da war nichts zu machen, der Kussvorrat war erschöpft.
Gestern aber fiel sie herein! Sie hatte angeblich noch fünf Küsse gehabt, gab mir aber aus Versehen sieben – und ich sagte zu ihr danach, nun habe sie mir aber zwei zu viel gegeben, wo sie denn die hergenommen habe? Da zeigte sich, dass die kleine Maus doch nie um eine Antwort verlegen ist: »Gestohlen«, erklärte sie einfach. »Ja, wo denn?« – »Beim Pipsi« (das ist unser Wellensittich). »Wie hast du denn das gemacht?« – »Ich hab sie ihm einfach vom Schnäbele weggenommen.«

19. September 1974
»Gell, du bist froh, dass du Kinder hast?!« – »Mhm«
»Gell, du bist auch froh, dass du einen Papa hast?!« – »Mhm«
»Ich bin froh, dass ich leben kann .... und spielen!«

Anfang 1976
Als Vorschulkind schreibt sie mit viel grünem Gekritzel einen

»Liebesbrief an Mama«

Sie liest ihn dann vor, und Mama schreibt schnell mit:

»Ich liebe die Tante Hanne, aber dich lieb' ich noch mehr, weil ich an dich angewöhnt bin. Wenn ich ein Schulkind bin, gehe ich zu der Mama und richte mich, und dann geh' ich in meine Schule und lerne. Dann schreib' ich, was der Lehrer sagt, und dann denk' ich nach, und dann geh' ich wieder glücklich nach Hause. Dann mach' ich einen Spaziergang mit der Mama und dem Papa und meiner Schwester Stefi und dem Thilo. Dann, wenn ich fertig mit Wandern bin, geh' ich wieder glücklich mit der ganzen Familie heim.

Meine Mutter hat einen schönen Pullover mit einem Schmetterling drauf. Ich gebe dir zehn Küsse, weil ich meine Mutter mag,

deine liebe Konstanze«

Oktober 1976

Konstanze, Thilo und sein Freund Micki sind oben in der Wohnung, ich unten im Schlafzimmer. Ich dachte, die Kinder hätten mein Hinuntergehen bemerkt.

Kurz vor 18 Uhr höre ich die beiden Buben gehen.

Fünf Minuten später, als ich die Wohnungstür aufmache, dringt mir jämmerliches Geheul entgegen – und eine völlig aufgelöste Konstanze stürzt auf mich zu. Ich, ganz ahnungslos, frage nach der Ursache solchen Jammers und erfahre, dass sie nicht wusste, dass ich nur unten in unserem Schlafzimmer war, sondern dachte, ich sei in der Stadt. »... und da bist du gar nimmer kommen, und ich hab' denkt, du bist vermordet!« – Erst als ich sie eine Weile in den Arm nehme und ihr versichere, so schnell ließe ich mich dann doch nicht »vermorden«, beruhigt sie sich wieder.

August 1978

Die Kinder durften mit zu Tante Julies Beerdigung. Im Alter von 87 Jahren war sie gestorben. Es waren viele, viele Leute da, und von der Grabkapelle bewegte sich nach der Trauerfeier eine riesige Prozession zum Grab weit draußen im Grünen.

Vor der Beerdigung hatte Stanzi gefragt: »Ob Tante Julie wohl schon im Himmel ist?« – »Das wissen wir nicht.« – Stanzi drängend: »Aber gell, sein kann's doch?!« – »Ja, sein kann's.«

Nach der Beerdigung. Stanzi: »Wenn Tante Julie alle die vielen Leute gesehen hätt'!« – »Was hätte sie wohl gesagt?« – »Das sind mir viel zu viele Leut', in meinem Alter!«

»Ich bin halt die Kleenste, ich laufe so mit«

Konstanze war als Kind »pflegeleicht«, kein Sorgenkind und kein Mamakind. Das war für beide Teile angenehm.

Aus einem Brief an eine Freundin vom August 1981:
»Konstanze, unsere Jüngste, ist ein Sonnenschein und macht noch wenig Probleme, sie ist phantasiebegabt und kontaktfreudig und dadurch als Freundin sehr begehrt; ein Dickköpfle hat sie allerdings auch, was mich für später einige Schwierigkeiten vorausahnen lässt. Aber ich habe mir angewöhnt, nicht mehr so viel vorauszuplanen und zu -sorgen, sondern ganz intensiv den heutigen Tag zu leben und die Schwierigkeiten in Angriff zu nehmen, die im Augenblick vor mir liegen, und die guten Dinge dankbar auszukosten; es geht viel besser so.«

Ihr Befinden als größeres Kind in der Nähe zur Pubertät beschrieb sie mir erst in den letzten Jahren – dabei fiel auch obiger Satz –, und mir wurde bewusst, dass sie durch ihr gar nicht so in Anspruch nehmendes, unproblematisch erscheinendes Wesen (das im Grunde doch nie ganz unkompliziert gewesen war) meine Aufmerksamkeit weniger bekommen hatte als ihre älteren Geschwister. Entgegen allem äußeren Anschein fühlte sie sich – vielleicht auch erst im Rückblick? – doch etwas zu kurz gekommen. Dass ich das in der letzten Zeit in gewissem Sinne »nachholen« konnte, dass unsere gegenseitige Zuwendung zu so einer geklärten, vertrauensvollen Beziehung wurde, das empfand ich schon damals als beglückend. Jetzt, nach ihrem Tod, bin ich unendlich dankbar dafür.

Nochmals ein Blick zurück: Als Mutter war ich generell nie der Meinung, dass meine Kinder mich zu allem und jedem brauchten. Ich traute ihnen manchmal einiges zu, zum Beispiel wenn Roland und ich als Mitleitende die Seniorenfreizeiten meiner Eltern begleiteten oder als wir nach England zu Freunden fuhren. Dann wurde Stanzi »ausgelagert«, nach Mainz, Hardt oder Neckartailfingen; die beiden größeren Geschwister Stefanie und Thilo freuten sich, dass sie selbständig in der Wohnung wirtschaften durften; Tante Ruth vom oberen Stockwerk war ja im Hintergrund immer da, und genügend liebe Nachbarn und Anverwandte auch.

Wo sonst zwischen den beiden Geschwisterstreitigkeiten an der Tagesordnung waren, da wurde jetzt Solidarität eingeübt.

Auch Konstanze machte es uns leicht, ohne Schuldgefühle wegzufahren, denn sie fügte sich gern in andere Familien ein. Es waren Familien, in denen sich ein Kind wohlfühlen konnte.

Stanzi war schon damals ein kleiner freier Mensch, beschränkte ihre Liebe – und das Empfangen von Liebe – nicht auf mich und Roland und ihre Geschwister, sondern nahm sie auch von anderen an und gab sie zurück. So hatte sie einige von ihr rundum akzeptierte Vize-Mütter, die stolz darauf waren. Wenn ich je mit einem Anflug von Eifersucht kämpfte, war der schnell vorbei, denn wie entlastend war es, sie während unserer Abwesenheit in guten Händen zu wissen und obendrein zu wissen, dass sie unter der Trennung von uns nicht litt, sondern selbst ganz gern ab und zu einen Tapetenwechsel hatte.

Ich bin diesen Vize-Müttern heute noch dankbar, dass sie ihre Mütterlichkeit für die eigenen Kinder auch zu Konstanze hin erweiterten.

»Wie konnte sie euch das antun?«

So brach es aus Freunden heraus, die auch Eltern sind. Diese Frage stelle ich mir nicht; auch Roland, Stefanie, Thilo stellen sie so nicht. Sie tat es ja nicht uns an, sondern sie tat es sich selber an. Sie war in der vordersten Linie, wir kamen erst weit hinten.

Das »Verzeiht mir« in ihrem Abschiedsbrief

bezieht sich auf das, was wir nun an Trauer erleiden müssen.

Sie wusste, dass wir leiden würden, aber sie wusste auch, dass wir es – zusammen – würden tragen können. Sonst haben wir ihr nichts zu verzeihen.

»Ich wollte schon immer Frieden finden«

– mit dieser Aussage nahm sie die ganze Verantwortung auf sich.

In erster Linie entlastete sie damit Thomas; sie schrieb nicht: »Ich kann/oder will ohne Thomas nicht weiterleben.«

Und in zweiter Linie entlastete sie damit uns andere, die wir ihr nahe standen – alle. Sie brachte damit zum Ausdruck: »Es war allein meine Entscheidung.«

»Ich hab' euch alle sehr geliebt«

Sie gebrauchte keine Anrede in ihrem Abschiedsbrief, und unter dem »alle« können sich auch noch andere einbezogen fühlen: ihre Freunde, die Großfamilie, Menschen, denen sie begegnete, und solche, denen sie auch jetzt noch etwas bedeuten kann.

»Wenn Konstanze noch einen Wunsch äußern könnte ...«

Als Stefanie zum ersten Mal behutsam die Sprache darauf brachte, ob Thomas auch in Konstanzes Grab beigesetzt werden könnte, war unser erster Impuls ein aufbäumendes NEIN!

Doch dann wieder zur Ruhe kommen, zur »Vernunft«, nicht nur der im üblichen Sinn, sondern einer durch Herzblut gefilterten Vernunft. Warum nicht? Was machten wir besser, wenn wir uns sträubten?

Und: Stanzi hätte es sicher so gewollt, wenn sie noch einen Wunsch hätte äußern können. Auch Thomas, wenn auch dessen Wunsch weiter von unseren Gefühlen entfernt gewesen wäre.

Wir willigten ein, als Thomas' Vater uns darauf ansprach; er wollte dann alle Formalitäten in Gang setzen. Es war nicht ganz so einfach, wie zuerst angenommen, aber als wir dann die Einwilligung unterschrieben hatten, war die Sache besiegelt.

»Dass Sie das so fertig bringen...!?«, lautete manche Reaktion, ein wenig erstaunt – oder auch ein wenig bewundernd.

»Es wäre Konstanzes letzter Wunsch gewesen.« Inzwischen können wir auch aus eigenem Herzen Ja dazu sagen.

Unbürokratie

Wir haben in diesen Tagen viel spontane, unbürokratische Hilfe erfahren, auch von amtlichen Stellen, seien es die Friedhofsämter, die Friedhofsverwalter, die Bestattungsunternehmer, die Kripo von

Stuttgart und Esslingen. In deren schwere Arbeit bekamen wir einen kleinen Einblick und dadurch große Hochachtung vor den Menschen, die sie täglich tun.

Mit dem Friedhofsverwalter in Stuttgart-S., der zugleich auch für alle praktischen Arbeiten zuständig ist, kamen wir – tastend, über das Wetter – in der dortigen Leichenhalle vor der Trauerfeier für Thomas ins Gespräch. »Ihr Beruf ist sicher nicht so einfach?« Er: »Wir haben unsere Nerven schon im Griff.« Wenn das einer sagt, dann arbeitet er hart daran, seine Nerven im Griff zu behalten.

Als wir nach der Trauerfeier vor dem Friedhof noch in Grüppchen zusammenstanden, kam er, der wahrscheinlich nichts von Konstanzes, sondern nur von Thomas' Geschichte wusste, zu uns her und fand offene Ohren für das, was er sich auch einmal von der Seele reden musste: »Wenn ich heimkomme, mir zwei Flaschen Sprudel schnappe und sage ›Ich gehe jetzt für zwei Stunden in den Garten‹, dann weiß meine Frau, dass sie mich in Ruhe lassen muss, und das tut sie. Wissen Sie: alte Menschen, das ist der Lauf der Welt, das kann man akzeptieren. Aber dann kommen immer wieder Fälle, da hat man schon zu kämpfen. Wenn du den Sarg schließen musst über einer jungen Mutter, die bei der Geburt ihres Kindes – mit diesem zusammen – gestorben ist und beide daliegen, die Mutter mit dem Kind im Arm – das steckt man nicht einfach so weg, das geht an die Nieren. Oder Kinder, die im Sarg liegen ... Da denkst du an deine eigenen Kinder; und kannst gar nicht böse sein, wenn der Bengel ab und zu eine Scheibe einwirft oder so – solange er nur quicklebendig herumrennt.«

Ob die Atmosphäre bei der Beerdigung und auf einem Friedhof gut ist, das hängt weitgehend vom Friedhofsverwalter ab und auch von seiner Zusammenarbeit mit dem Bestattungsunternehmer. In N. herrscht eine wohltuende, menschlich gute Atmosphäre. Schon beim Zuweisen des Grabplatzes war dies spürbar, und nach der Beerdigung sagten es spontan auch unsere Theologen-Kinder, die in ihrem Beruf schon anderes erlebt hatten.

Der Psychologe

NACH DER TRAUERFEIER FÜR THOMAS AM 26. MAI

Ein gut aussehender Mann: schlank, hoch gewachsen, mit wachen Augen, das schmale Gesicht von einem gepflegten, kurzen Bart umrahmt; mit durchaus nicht unsympathischer Ausstrahlung, von so etwas wie weltmannischem Flair umgeben: ein Strahlemann.

Seine Fröhlichkeit, die für uns allerdings etwas fehl am Platze wirkte, war uns schon aufgefallen, als wir auf dem Weg zur Friedhofskapelle an einer Gruppe offensichtlicher »Auch-Trauerfeier-Besucher« vorüberkamen, die er aufs Beste zu unterhalten schien.

Nach der Trauerfeier Ausklang in einem Gasthof: Hier an einem langen Tisch die Großfamilie von Thomas und wir, an einem anderen langen Tisch die Freunde von Thomas und Konstanze aus der Stuttgarter Kunstszene.

Zuerst sprach der Psychologe mit Thomas' Vater; aus Wortfetzen entnahm ich, dass er Thomas seit Ewigkeiten nicht mehr gesehen hatte, nichts wirklich von ihm wusste. Unter anderem fielen die Worte »manisch-depressiv«.

Wir fünf: Roland, ich, Thilo, Stefanie und Jürgen, saßen am Ende der Tafel und unterhielten uns leise miteinander sowie auch mit der Mutter von Thomas, neben die ich mich gesetzt hatte.

Der Psychologe interessierte sich dann auch für Konstanze, von der er – wie von den ganzen inneren Vorgängen – so gut wie überhaupt nichts wusste.

Wie lange sie dieses Ende schon vorgehabt, vorbereitet habe?

Mit Erstaunen vernahm er: »Gar nicht. Das Ganze brach – mit Thomas' Abschiedsbrief – wie ein Hammer über sie herein; sie wollte eigentlich mit ihm leben.«

Er setzte sich zu uns, Thilo und Roland gegenüber, neben Stefi – ganz Mann von Welt, die Beine leger übereinandergeschlagen, das sonnige Lächeln auf dem Gesicht, eine Pfeife im Mund.

Thilo fragte: »Sind Sie Psychologe?« »Ja, das bin ich.«

»Das merkt man«. »Inwiefern?« »Halt so.«

Zu Stefi: »Nun erzählen Sie mir mal was über Konstanze. Wie war sie?« Stefi: »Wer Konstanze war, lässt sich in ein paar Sätzen nicht so einfach und schnell ausdrücken. Sie war vieles.«

»Warum tat sie das dann?«

Ich versuchte, etwas rüberzubringen: dass sie ja fast vier Jahre lang mit Thomas zusammengelebt habe ...

Er, verwundert: »So lange hat sie es mit ihm ...«, er sprach nicht weiter, verbesserte sich: »So lange waren beide zusammen?« – das »ausgehalten« stand trotzdem lautlos, aber groß im Raum ... Ich: »Ja, mit einer Trennungsphase. Aber dann hat Konstanze eine neue Basis geschaffen, alle ihre Kräfte dafür eingesetzt. Sie hat ihn geliebt, sie hatten beide die ›gleiche Wellenlänge‹, wenn Sie verstehen, was ich meine.« Ich musste den letzten Satz noch einmal wiederholen, dann nickte er, ob aus Höflichkeit oder wirklichem Verstehen, weiß ich nicht. »Als Konstanze merkte, dass alles nichts genutzt hatte, als diese Gewissheit wie ein Blitz in sie einschlug, da wollte auch sie nicht mehr weiterleben – ohne Thomas!«

Weiteres Bohren, unsensible Fragen, locker vom Hocker. Roland war zunehmend schweigsamer, in sich versunken dagesessen, hatte nur einmal kurz zu mir hingeworfen, er müsse jetzt dann hier raus; er kann sich ja in solchen Situationen so schlecht wehren.

Auf einmal sagte Thilo mit ruhiger, leiser, aber sehr bestimmter Stimme zu seinem fröhlichen Gegenüber: »Ich bitte Sie sehr darum, lassen Sie jetzt dieses Fragen. Es ist hier unpassend.«

Betretene Stille. Ich musste kurz den alten Impuls unterdrücken, auszugleichen, auszubügeln, ließ es sein – hielt das Schweigen aus, wie alle am Tisch. Thilo hatte das Richtige in dieser Situation gesagt, als das, was er wahrnahm, für ihn und für uns unerträglich wurde.

Wie in stillem Einvernehmen standen wir kurz darauf auf, verabschiedeten uns und gingen. Der Psychologe hatte sich inzwischen schon hinüber zu den jungen Künstlern begeben.

Der Vater

Dieses Kapitel fällt mir schwer. Rolands Leid, Rolands Leiden ist so dicht neben meinem, es ist um mich herum – Tag und Nacht – so allgegenwärtig, dass ich es nicht einfach »wegschreiben« kann wie so manches andere.

Ich kann auch nicht über ihn schreiben, das könnte sowieso nur bruchstückhaft sein, und das gestehe ich mir nicht zu.

Manchmal können wir einander trösten; ein andermal potenziert sich unsere Trauer. Wenn ich dann spüre, dass Roland Trost von mir bräuchte, wende ich mich verzweifelt ab, weil ich ihm keinen geben kann. Ich bin in diesen Momenten selbst so trost-los.

Wir haben früher einmal – in Andeutungen – darüber gesprochen, wie es wäre, wenn eines von uns sterben würde. »Ich wünsche nichts mehr, als dass ich zuerst sterben darf«, sagte ich damals.

Jetzt weiß ich, dass dies ein sehr egoistischer Wunsch war.

Wenn ich nun – nach Stanzis Tod – Rolands Verlorenheit und seinen hilflosen Schmerz neben mir sehe, der sich derzeit durch einen schweren Hautausschlag einen Ausweg sucht, dann kann ich diesen Wunsch nicht mehr haben. Gut, dass wir die Zukunft nicht kennen.

Konstanze und Roland hatten – außer der Nase – auch in ihrem Wesen manches gemeinsam: Zum Beispiel ihre Eigenart, sich mit voller Kraft einzusetzen, sobald es um andere ging, manchmal fast bis zur Selbstaufgabe. Gleichzeitig ihre Unfähigkeit, eigene Belange ebenfalls mit Nachdruck zu vertreten oder sich zu wehren. Roland leidet darunter, ich auch, weil ja dann die Frustration sich irgendwo anders entladen muss. »Sich seiner Haut wehren«, heißt es; die Haut wehrt sich nun wohl selbst.

Nach anfänglichen Revolten – Stanzi meinte, er habe sich nicht genügend um sie gekümmert als Kind und sie sei ihm gleichgültig gewesen (was so nicht stimmte), bewegten sich die beiden immer mehr aufeinander zu.

Nachdem Konstanze nach der Trennung von Thomas für eine Weile bei uns Unterschlupf gefunden hatte, machte sich Roland mit ihr zusammen auf Wohnungssuche.

Das Verhältnis zwischen Stanzi und Roland war von da an geprägt durch einen sehr innigen, von gegenseitigem Vertrauen getragenen Gedankenaustausch. Konstanze kannte auch Rolands wunde Stellen.

Roland war ja 1992, zusammen mit fast der ganzen Riege der über 56-jährigen Führungskräfte in seiner Firma, wegrationalisiert worden von Geschäftsführern, die nicht lange zuvor zu der Firma gestoßen waren, die bisherigen langjährigen Mitarbeiter und ihren Einsatz für die Firma nicht kannten, gar nicht kennen lernen wollten, den persönlichen Kontakt möglichst vermieden. Er musste an seinem 59. Geburtstag in den so genannten Vorruhestand gehen. Das bewirkte unter anderem, dass das Konzept unserer Altersversorgung gehörig durcheinander geriet; es klaffen Lücken.

Dies alles – mit vielen weiteren unguten Einzelheiten – nagte an ihm und war für ihn nur schwer zu bewältigen.

Auch wenn heute viele in einer ähnlichen Lage sind (was für Jüngere zum Teil noch schwieriger ist als für die Älteren), muss doch jeder mit der ganz persönlichen Trauer und Demütigung für sich alleine fertig werden.

Stanzi verstand ihren Vater darin wohl am besten. Sie schenkte ihm zu Allerheiligen 1996 ein Gedicht:

Für meinen Vater Roland zu Allerheiligen 1996

Erinnerungen
machen jedes Leben wertvoll
lebendig erst und reich

Einsamkeit
ist vonnöten, diese Schätze wiederzufinden
– aufgegangene Samen –,
Früchte reifen zu lassen
sie zu verzehren
und zu verdauen
ganz für sich
ganz für dich
Allein

Lasse sie dann los
scheide sie aus
an einem Ort, den du dir dafür gewählt hast
Schmücke und gestalte diesen ganz so
wie es dir gefällt
Dort kann dein Schatten Blüten treiben.
Besuche ihn so oft du willst
Lass dich ruhig dort nieder
auch erregt
– gehe einfach los,
Allein
Er hütet für dich
all deine Phantasien
das, was dich begehrt und einzigartig macht
– Dein Geheimnis –
Dann gehe befreit wieder weiter
spiele, lache und flirte
mit dem Licht
das im Fluss alles Lebendigen
mit dir tanzen will.

Die Geschwister

Angelegt ist er in uns allen: der Schmerz um diese verkorkste Welt – nein: Menschheit! Die Schöpfung ist gut und schön, nur die Menschen sind »aus dem Ruder gelaufen« – wem ??

Auch Konstanzes Geschwister Thilo und Stefanie sind Suchende, Fragende, manchmal Zweifelnde – und es gab sicher Momente in ihrem Leben, in denen sie Verzweifelte waren. Jetzt haben sie eine Verantwortung, die sie hält: ihre eigenen Familien, ihre Kinder vor allem.

Thilo, vier Jahre älter als Konstanze, liebte seine kleine Schwester von Anfang an aufs herzlichste, was nicht ausschloss, dass er auch mit ihr stritt und sie manchmal gehörig ärgerte und reizte. Dies veranlasste die fünfjährige Stanzi einmal zu dem in der Familie viel zitierten und belachten Ausspruch, voller Empörung hervorgestoßen:

»Wenn ich einmal sterbe, dann legt mich aber bitte nicht neben den Thilo ins Grab rein !!« – Mit dem Älterwerden fiel das Ärgern und Streiten weg, sie verstanden sich gut und liebten einander sehr.

Als nach der Beerdigung Familie und Freunde noch im Saal unseres Gemeindezentrums beieinander saßen, las Thilo Auszüge aus Briefen von Konstanze aus Heide/Holstein vor, wo sie ein freiwilliges soziales Jahr geleistet hatte.

BRIEF VOM 28.8.91:
... Die Welt ist einfach voller Humor – ich liebe all' diese kleinen schwächlichen Ausrutscher – bei anderen ebenso wie bei mir selbst – lerne nach und nach, zu genießen, weil ich mir erlaube, nicht perfekt zu sein. Welch' endlose Freiheit und Kraft daraus strömt – wunderbar!

BRIEF VOM 26.2.92:
Manchmal ändert sich so viel an einem Tag ...

Ach, ich bin gerade so voller Liebe an alle Welt – es ist alles so wunderbar! Tiefer Schmerz ermöglicht erst größte Freude.

Ich staune ja immer wieder, was Menschen, die gar nicht so viel nachdenken, ganz selbstverständlich, wenn auch leider oft unbewusst (oder ist das ihr Glück?) auf die Reihe kriegen im Gegensatz zu mir Gscheitle!!

BRIEF VOM 25.3.92:
Städte, Reisen, Menschen, Menschenwerk – das ist doch das Leben ...– was zählt sind Freude und Liebe – ich hab's am eigenen Leib erfahren. Die Erde ist klein, das Leben voller Wunder!

Und dann las Thilo noch, was er selbst für seine tote Schwester geschrieben hatte:

Geliebte Konstanze

Vielleicht warst du ein Engel,
der wissen wollte,
wie es ist,

Wärme zu fühlen,
Wasser zu lauschen,
Moos zu riechen,
Liebe zu spüren,
Musik zu empfinden
und Menschen zu treffen …
Du warst dir vielleicht nicht bewusst,
dass du in einen Kreislauf gerätst,
in dem von dir sehr viel verlangt wird.
Nicht, dass du nicht geben konntest
– ganz im Gegenteil!
Nicht, dass du nicht lieben konntest
– andere so oft viel mehr als dich selbst!

Von dir wurde verlangt, zu akzeptieren,
dass es in dieser Welt
Nicht einfach möglich sein sollte,
in Harmonie miteinander zu leben,
Einander auszugleichen,
Notwendiges gerecht zu verteilen,
Bedürftigen zu helfen
und Freude auszutauschen.

Du hast jedoch mit deinem Leben gezeigt,
dass es einen Ort geben muss,
an dem all dies wirklich ist –
Und ich wünsche dir von ganzer Seele,
dass du ihn nun gefunden hast!
Dein Thilo

16.5.97

Geliebte Konstanze

Ich danke dir für deine Demut
und Bescheidenheit,
Einfühlsamkeit und Barmherzigkeit

Du gehörtest zu jenen Menschen,
deren Anwesenheit
mir erst durch ihre Abwesenheit
so schmerzhaft
bewusst wird ... 20.5.97

Stefanie, die »große Schwester«, um sieben Jahre älter, war ein überaus wichtiger Teil von Konstanzes Kindheit; sie war Vorbild und Lehrmeisterin, und dies mit viel pädagogischem Geschick. Erinnerungen steigen auf an Familienfeste mit Aufführungen; an die Zirkusvorführungen unserer Kinder und ihrer Freundinnen und Freunde im Garten, als die kleine Stanzi zum Beispiel, in ihrem geliehenen Ballettröckchen rührend anmutig anzusehen, unter Anleitung von Stefanie die waghalsigsten turnerischen Übungen vorführte, die Angst niedergehalten (so sagte sie es selbst erst kürzlich) vom grenzenlosen Vertrauen in die Präsenz ihrer großen Schwester.

Stefanie ist Theologin, ihr Mann Jürgen Theologe.

Er war stark genug – und dafür sind wir ihm alle dankbar – die Trauerfeiern für Konstanze und für Thomas zu halten.

Beides schwere Aufgaben: bei Konstanze durch die ganz nahe emotionale Betroffenheit, bei Thomas, weil es stärkeren Suchens bedurfte, um auch ihm, der sich nicht so geöffnet hatte, gerecht zu werden.

Für Konstanze saßen wir alle beisammen und besprachen, was für die Einzelnen wichtig war; bei Thomas arbeiteten Jürgen und Stefanie zusammen die Ansprache und die Gebete aus. Aber vorne hinstehen, präsent sein, durchhalten, das musste dann doch Jürgen ganz allein.

Ein Bild – eine Momentaufnahme – hat sich mir eingeprägt: In der Leichenhalle des Friedhofs von Stuttgart-S, vor der Trauerfeier für Thomas, zog sich Jürgen im Pfarrerzimmer um. Die Tür stand offen, und ich sah im Spiegel das Profil meiner ältesten Tochter, das durch die Spuren der Trauer wie gemeißelt wirkte, mit dem jetzt straff zurückgekämmten dunklen Haar und dem Nackenknoten, wie sie ihrem Mann das Beffchen des Talars zurechtrückte. Ich fühlte in diesem Moment eine Welle der Liebe für sie.

Stefanie schrieb uns im August 1997 aus dem Urlaub an der Ostsee:

»Der Urlaub hier ist sehr wohltuend. Ich habe auch das Schwarz abgelegt, um mal wieder etwas Leben zu tanken. Aber Stanzi bzw. Stanzis Tod ist immer dabei. In einer der ersten Nächte hier habe ich geträumt, ich würde mich von euch verabschieden, und es hat mir sehr Leid getan, dass ihr nun auch noch meinen Nachlass zu verwalten hättet, weil am Abend dieses (geträumten) Tages auch mein Tod bevorstand (kein Freitod). Ich versteh' den Traum bis heute nicht ...

Wovor ich persönlich mich hüten möchte, ist, zu ›wissen‹, was mit Stanzi los war. Es würde ihr mit Sicherheit nicht gerecht.

Konstanze hat ihre Rollen/Lebensentwürfe immer sehr absolut gehandhabt, in Vergangenheit und Zukunft prolongiert, sei es die wilde Künstlerin, die Friseurin oder die Familienfrau. *Ich* hätte ihr etwas weniger Absolutheit gewünscht, um *alles* unter den Hut zu bringen. So versuche ich es wenigstens (merke wohl: Alle wählen den Anmarsch, der der eigenen Gedankenwelt/dem eigenen Lebensversuch am nächsten liegt ...)

Und trotzdem, auch wenn's mal wieder intellektuell klingt: Analyse und Benennenkönnen sind bis in den Mythos hinein *die* Mittel, sich gegen lebensgefährliches Chaos zu wehren, und seit Mai ist mir noch einmal klar geworden, dass ich wohl genau deshalb diesen Weg gewählt habe.«

Auf Konstanzes Grab legte Stefanie ein Gedicht von Hans Magnus Enzensberger:

Die Grablegung

Eine sterbliche Hülle,
so heißt es,
aber was war drin?
Die Psyche,
sagen die Psychologen,
die Seele,
die Seelsorger,

die Persönlichkeit,
sagen die Personalchefs.

Dazu noch die Anima,
die Imago, der Dämon,
die Identität, das Ich,
das Es und das Überich.
Der Schmetterling,
der sich aus diesem Gedrängel erheben soll,
gehört einer Art an,
von der wir nichts wissen.

Anna Lena

Anna Lena ist eine Rosenknospe, gerade erst entstanden, ein Augen- und Seelentrost, ein Versprechen für die Zukunft.

Katrin, mit einer fröhlichen, liebevollen Großfamilie im Hintergrund, ist Thilos Frau und Anna Lena, am 27. April 1997, 18 Tage vor Konstanzes Tod, auf die Welt gekommen, ist ihre gemeinsame Tochter.

Zwei Tage nach Anna Lenas Geburt hatten wir Großeltern zusammen mit Konstanze die junge Familie besucht, um das Neugeborene zu bestaunen, und Roland hatte mit seiner Schmalfilmkamera einige kleine Szenen gefilmt. Sie sind uns nun besonders kostbar, da auch Stanzi kurz darauf zu sehen ist – die letzte Filmaufnahme von ihr: Sie sitzt dem Kindchen zugewandt, nimmt behutsam und fast andächtig zärtlich die kleine Hand Anna Lenas und streichelt über die winzigen Finger.

O Stanzi, wie gern hätte ich auch von dir ein Kindchen im Arm gehalten! Du hast es dir so sehr gewünscht; Thomas sollte der Vater sein. Eure äußeren Umstände ließen es nicht zu in der Vergangenheit. Und nun gibt es hier keine Zukunft mehr für euch.

Wenn Anna Lena so groß ist, dass sie das alles erfahren und einigermaßen verstehen kann, wird es schon lange fester Bestandteil unseres Lebens sein, nicht mehr wegzudenken ...

Leonie Nora

Leonie Nora ist Konstanzes Patentochter, die zwei waren einander sehr zugetan.

Leonie ist jetzt 10 Jahre alt, Stefanies und Jürgens während des Studiums geborene Tochter. Sie kam kurz vor dem 80. Geburtstag meiner Mutter zur Welt und bekam deren schönen – und bis dato sehr seltenen – Namen: Leonie.

Leonie trauert sehr, ich sehe es vor allem an ihren Augen.

Einige Tage nach Stanzis Tod fragte sie plötzlich ihren Vater: »Ist Stanzi nun in der Hölle?« Wer weiß, welche Äußerung von Schulkameraden oder welches aufgeschnappte Gespräch sie auf diesen Gedanken gebracht hatte. So lange ist es ja noch gar nicht her, dass die Vorstellung, Selbstmörder hätten die Hölle verdient, zu den christlichen Dogmen gehörte. Gott sei Dank fragte Leonie und plagte sich nicht allein mit diesen Gedanken herum – so konnten ihre Eltern mit ihr darüber sprechen.

Zu Leonie gehört seit ihrem zweiten Lebensjahr ihre »Schlummi«, eine ganz einfache, selbst gefertigte Puppe aus Trikotstoff, mit Haaren aus Baumwollgarn und aufgesticktem Gesicht. Sie war immer dabei, wohin Leonie auch ging; ein Einschlafen ohne »Schlummi« war nicht denkbar.

Bei der Beerdigung ihrer Patin Konstanze war Leonie auf eigenen Wunsch dabei; ihre Eltern hatten es ihr freigestellt. Ein Jahr zuvor, bei der Beerdigung ihres Urgroßvaters, hatte sie sich geweigert, mitzukommen; sie hatte nach eigener Aussage Angst gehabt vor all der Traurigkeit und den vielen weinenden Menschen.

Sie hatte auch diesmal Angst, das war dem tief traurigen, verstörten Gesichtchen anzusehen. Beim Aussteigen aus dem Auto vor dem Friedhof fragte sie fast scheu ihre Mutter: »Darf ich die Puppe mitnehmen?« »Ja!« Die Puppe war ein kleiner Halt in all der schweren Traurigkeit.

Zu Konstanzes 27. Geburtstag am 3. Mai hatte ihr Leonie als Geschenk eine Geschichte geschrieben:

Das Haarmonster im Frisörladen

An einem schönen Dienstagmorgen kam ein sehr haariges Haarmonster in den Frisörladen.

Es ging zum Chef und sagte: »Ich will diese ganzen Haare loswerden!« Da meinte der Chef: »Da gehen sie am besten zu unserer besten Frisörin Stanzi, da hinten ist sie!« Als das Monster zu ihr kam und ihr berichtete, dass es die Haare loshaben will, meinte sie: »Das ist doch zu schade um die Haare!« Als sie das gesagt hatte, fiel dem Monster sein Blick auf eine Flasche. »Was ist das?« fragte das Monster. »Das riecht so gut! Kann man das essen?«

»Das ist ein Superschampoo!« sagte Stanzi. »Damit können wir auch deine Haare waschen!« Damit war das Monster sofort einverstanden.

Als Stanzi das Haarmonster mit dem Superschampoo gewaschen hatte, waren seine Haare ganz weich und kuschelig. Das fand das Haarmonster prima. Dann rief das Haarmonster:

»Ich will die Haare noch rot gefärbt haben!« Als Stanzi das kuschelige Haarmonster rot gefärbt hatte, wollte das Monster gehen. Da schrie ihm Stanzi hinterher: »Du musst noch bezahlen!« Da rief das Monster: »Ja, das stimmt, ich komme gleich wieder!« Als das Haarmonster wieder kam, gab es Stanzi 1000 Goldstücke und bedankte sich für alles!

Ende

Von Leonie Nora *Für Konstanze*

Omi

Meine Mutter, Stanzis Omi und die erste Leonie der Familie, ist 90 Jahre alt und leidet an langsam fortschreitender altersbedingter Demenz des Alzheimer-Formenkreises, auffällig geworden seit dem Tod meines Vaters vor 1 1/4 Jahren.

Mein Vater, körperlich gebrechlicher als sie, war geistig mobiler bis einige Wochen vor seinem Sterben im Februar 1996. Meine Mutter war immer um ihn, saß meist an seinem Bett, bis zu seinem friedlichen Einschlafen am Ende.

Seither hat sie weitgehend die Orientierung verloren, was die aktuellen Geschehnisse in der Welt und auch die in der Familie betrifft. Ihre Familie ist ja groß: Sie hat vier Kinder samt Ehepartnern, sieben Enkel und drei Enkelinnen (nun nur noch zwei), meist auch mit Partnern oder Partnerinnen, sowie fünf Urenkelinnen.

Mutti-Omi wird mit dem Tod von Konstanze nicht fertig, sie kann ihn nicht einordnen, und schon gar nicht den von Thomas. Da sie ihr Kurzzeitgedächtnis verloren hat, fragt sie zehnmal hintereinander das gleiche, wenn sie etwas bewegt; und nachdem man dann geduldig und ausführlich Antwort gegeben hat, kommen zwei Minuten später genau die gleichen Fragen wieder, und weitere zwei Minuten später noch einmal ... und ... und ... Jeder Anflug von Ungeduld in der Stimme des Antwortenden wird von ihr sehr erstaunt und vorwurfsvoll kommentiert. Sie leidet sehr. Sie weiß, dass etwas sehr Schlimmes passiert ist, das mit Konstanze zusammenhängt; dass diese tot ist; dass sie sich selbst das Leben genommen hat. Sie versucht zu begreifen, man merkt an ihrem grübelnden Gesichtsausdruck, wie sehr sie sich den Kopf zermartert. Ihren dumpfen, verzweifelten Jammer können wir nur durch einfache Bilder zu trösten versuchen: Stanzi ist jetzt im Himmel – sie hat Frieden – sie ist bei Vati.

Am 23. Mai ist Omi gestürzt. Sie hat sich nichts gebrochen, aber eine Rippe geprellt, was nicht weiter gefährlich ist, jedoch natürlich weh tut. Nun liegt sie im Bett. Vielleicht ist das Nicht-Aufstehen-Müssen ihre Art, die Trauer zu bewältigen. Als ich einer Bekannten davon erzählte, fragte sie, warum wir unsere Mutter das alles überhaupt haben wissen lassen: »Wäre es nicht besser gewesen, ihr hättet ihr von Konstanzes Tod gar nichts gesagt!?«

Hat sie eine Ahnung! Meine Mutter ist trotz ihrer Demenz keine weggetretene alte Frau, die nur so vor sich hin dämmert. Ihr Verstand und ihr Gedächtnis sind zwar nicht mehr wie früher intakt, aber ihre Gefühls- und Gemütssensoren nehmen dafür um so mehr auf. Wie hätten wir ihr die Traurigkeit in der Familie verbergen können!

Ein Beispiel: Wir hatten beschlossen, sie zur Beerdigung von Konstanze nicht mitzunehmen – zu ihrer und unserer eigenen Entlastung. Sie selbst war auch einverstanden damit. So hatte am Tag davor mit ihr niemand mehr darüber gesprochen – sie vergisst normalerweise solche Dinge ja sowieso sofort wieder. Umso größer war das Erstaunen meiner Schwester Ursula (die mit ihrer Familie schon seit 30 Jahren mit den Eltern im gleichen Haus wohnt), als sie am Morgen des Beerdigungstages zu unserer Mutter heraufkam und diese völlig schwarz angezogen vorfand. Sie hatte sich die schwarzen Kleider – gegen jede Gewohnheit – selbst aus dem Schrank geholt. Von der Beerdigung sprach sie aber nicht. Intuition?

Am Tag darauf, dem 22. Mai, fuhren wir mit ihr und der Blumenschale, die sie auf Stanzis Grab stellen wollte, zum Friedhof; der freundliche Friedhofsverwalter brachte uns einen Rollstuhl, und so kamen wir mühelos die 400 m bis zum Grab, wo sie bitterlich um Stanzi weinte. Ich sprach dann noch mit Ursula, während Roland Mutter im Rollstuhl zurückfuhr; mindestens ein Dutzend Mal hintereinander habe sie auf dem kurzen Wegstück gefragt, warum Stanzi gestorben sei, wie und wann. Kaum waren die Erklärungen zu Ende, wieder die gleichen Fragen...

Eigene Ängste lauern da wie Gespenster: Was wir hier mitleidend erleben, macht es uns nicht leichter, dem eigenen Alter gelassen entgegenzusehen.

Konstanze besuchte ihre Großmutter nicht oft. Sie und Thomas hatten in der letzten Zeit ja kein Auto mehr besessen, und so bedeutete die Fahrt dorthin mit öffentlichen Verkehrsmitteln eine halbe Tagesreise. Aber sie schrieb ihr Briefe, die schönsten Enkelin-Großmutter-Briefe, in liebevoller Zuwendung, voll tröstlichen Zuspruchs.

Als ich im Juni bei meiner Mutter war, um sie zu versorgen – in der ersten Zeit nach Stanzis Tod hatten meine Geschwister auch meinen Teil mitübernommen –, da suchte ich nach diesen Briefen und fand sie nicht. Beim Suchen wurde ich immer trauriger.

Ursula erzählte mir dann, dass unsere Mutter kurze Zeit vor Stanzis Tod in einer unberechenbaren Anwandlung sämtliche Post der letzten Zeit zerrissen hatte. Ich hätte vorher nicht geglaubt, dass durch ein paar fehlende Briefe wieder solch bittere Verlustgefühle bei mir aufbrechen würden!

Als wir eines Abends Ende Juni zu unserer Mutter kamen, fanden wir sie todunglücklich in ihrem Sessel sitzend: »Ich muss andauernd weinen, aber ich weiß nicht warum!« Behutsames Hinführen, dass es wohl wegen Konstanze und wegen Timmy sei. Ja, das war es. Timmy, Mutters geliebter Kater, war nämlich vor paar Tagen auch gestorben, sein altersschwaches Herzchen hatte nicht mehr mitgemacht. Wir, alle ihre vier Kinder, hatten diesen Augenblick sehr gefürchtet, denn für uns stand fest: Mutti würde außer sich sein, wie sie es schon einmal nach dem Tod von Timmys Vorgänger gewesen war. Aber sie blieb erstaunlich gefasst. »Das mit Konstanze ist noch viel schlimmer«, meinte sie. So relativierten sich auch hier die Gewichtungen.

Geburtstagsgruß von Konstanze für ihre Omi:

Die Menschen, die fähig sind,
aus den Wirrnissen
dieses Lebens heraus
den wahrhaften Sinn ihres
Daseins zu finden,
nämlich die Rückkehr zu ihrem
Ursprung, zum **Einen**, zu **Gott** –
diese Menschen sind einzig
glücklich zu nennen –
auch dann, wenn das «äußere»
Leben
schwer sein sollte.

Sie tragen Heil **in sich**.
Die Umwelt spürt es.
Und der Himmel segnet es.

Gerta Ital, in:
der Meister, die Mönche
und ich

Diesen Gedanken möchte ich Dir, liebe Omi
zu Deinem Geburtstag mitgeben. Es ist
nicht leicht, dahin zu kommen aber
doch sehr tröstlich, finde ich.
Deine Stanzi

Ungeborgenheit

2. Juni, morgens

Ich bin – seit gestern wieder – so hin- und hergeschüttelt von Zorn, Ohnmacht, Hilflosigkeit und »Warum«-Gefühlen; der Schmerz ist fast unerträglich.

Wir, Roland und ich, waren gestern bei Thilo und Katrin, haben dort Skizzen, Zeichnungen, Miniaturbilder von Konstanze angeschaut – Thilo hatte das nach der Wohnungsauflösung alles zu sich mitgenommen, weil er am meisten Platz hat. Auch hier viel Neues, Erstaunliches, Ungeahntes: ihre Ansichten über zeitgenössische Kunst beispielsweise, in ihren Aufschrieben und Tagebüchern. Diese zum Teil erschütternd!

Wie wenig hatten wir oft von ihr gewusst! Von ihren tapferen Kämpfen, ihr Leben, und das anderer mit, inmitten dieser komplizierten Welt in den Griff zu bekommen, und vorrangig in der Welt der avantgardistischen Kunst, die sie als die ihre glaubte und wollte; die voll war von Menschen, meist jungen, und allesamt sensiblen, die durch diese Welt, diese Gesellschaft noch mehr geschädigt waren als sie.

Ihre verrückten Verzweiflungshandlungen, dann wieder so genannte »Normalität«. Außer einer Tagebuch-Notiz: *»... möchte mich am liebsten mit Thomas auflösen«,* keine Suizidgedanken; es ist die einzige Notiz in all ihren Tagebüchern und Briefen, die auf so etwas hindeutet. Aber: *»Ich verbringe viele schlaflose Nächte und mache mir Sorgen um Thomas; bekam am 5. Juli so etwas wie einen Nervenzusammenbruch.«*

Und am 16. Juli 1996 im Tagebuch: *»Wir verstreiten uns wieder – bin schon ganz klein und versuche, seine Sprache zu sprechen.«*

Wie viel Ungeborgenheit, Zurückgestoßenwerden, Heimatlosigkeit musste sie erleiden, vor allem in den letzten Tagen vor dem damaligen Bruch mit Thomas: *»Thomas zwingt mich zu gehen.«*

Wir waren dann die letzte Notlösung für sie. Erst als sie ganz unten am Boden war, kam sie zu uns in die bis zuletzt abgelehnte »Bürgerlichkeit« und entdeckte, dass wir so festgefahren gar nicht waren.

Nach langen, mühsamen Gesprächen, auch mit den Geschwistern, konnte sich ihr am Boden liegendes Selbstwertgefühl ein wenig erholen, wieder den Kopf heben. Sie »kotzte sich aus« und wir erfuhren damals so manches von dem Vorausgegangenen.

Sie fasste neuen Lebensmut.

Lebensmut

Am 1. 9. 1996 fing sie bei ihrer neuen Friseurstelle an; kurz davor, am 24. 8. 96, schrieb sie an Thomas (gekürzt):

Thomas, Guter,
Im Streit auseinander gehen ist meine Sache nicht, wie du weißt, diese zeitweilig notwendige »Härte« muss ich mir noch erwerben. Heute hab' ich meinem Vater die Haare geschnitten, und da fiel mir wieder auf, was ich als Friseurin noch alles lernen möchte und warum ich diesen Beruf gewählt habe.

Ich freue mich auf nächste Woche, bin gespannt – natürlich auch aufgeregt und ich sage mir, dass dies eine gute Chance ist für mich, in einem überschaubaren Rahmen das zu lernen, was ich lernen möchte – nämlich »gesunde Distanz« zu meinen Mitmenschen. Endlich dieses Sentimental-Zärtelnde ablegen; es lässt mich nicht los, dass ich das mit dir nicht praktizieren konnte – ich will es aber akzeptieren.

Für die nächste Zeit habe ich mir vorgenommen, alles zu tun, um vor den Schwierigkeiten, die mich in meinem Beruf erwarten, nicht wegzulaufen.

Und dass ich das eher als Friseurin lernen kann als in der harten Kunstszene, gesteh' ich mir jetzt auch zu und werde lieber zum Alter hin in diese Richtung weitergehen und mir die »Position« erarbeiten, die mir entspricht.

Entschuldigen möchte ich mich dafür, dass ich dir in deinen ersten »Gehversuchen« als Selbständiger so wenig helfen konnte – dich sogar noch zusätzlich mit meiner »Bequemlichkeit« oder auch »Langsamkeit« und Unsicherheit strapaziert habe.

Nur ein allerletztes Mal möchte ich dir noch »dreinreden«, nicht um dich zu ärgern, nein, weil mir etwas an dir liegt – auch wenn, oder sogar gerade weil *du niemals mir oder sonst jemand gehören kannst, wie auch sonst kein Mensch irgend jemandem gehören kann.*

Bitte denke nicht, alle anderen seien irgendwie dümmer, bitte versuch, dir nicht zu viel aufzuladen, bitte mach dich lieber etwas kleiner als du bist und nimm »Hilfe« oder »Anleitung« in Anspruch, als dass du eine Größe verteidigen musst, die dich zwingt, nur noch reaktionär zu handeln.

Bitte versuch, dich abzusichern mit deinem ganz eigenen Vermögen – mit dem, was du mitbekommen und dir im Laufe deines Lebens erarbeitet hast. Und versuche, die Dinge, die dich quälen, weil du sie nicht bewältigen konntest, von einer freudvollen Seite – langsam – anzugehen.

Ich mag mir nicht anmaßen, dich zu »beurteilen« – ich kann nur sagen, dass es sich lohnt, lieber ein bisschen zu oft »nein« zu sagen, bis man wirklich ein volles »Ja« geben kann, als viele kleine oder größere »Jas« , die einen zerreißen, die nützen niemandem wirklich was!

Bitte Thomas, »trotze« nicht zu sehr – es sei denn, du willst dich wirklich mit Gewalt brechen lassen. Ich habe Sorge um dich – glaub' mir – und nicht nur ich allein. Auch dein Vater, auch deine Mutter haben gewiss Sorge – wenngleich sie auch nicht so recht wissen mögen, wie sie dir das geben sollen, was sie dir schuldig geblieben sein mögen, nämlich: ein Zuhause.

Ich merke das bei meinen Eltern: Voraussetzung, dass sie mir helfen, ist, dass ich bereit bin, ihren Rat anzunehmen, oder jedenfalls anzuhören.

Wir beide haben so manches falsch gemacht miteinander – es ist aber nie zu spät – nur verdammt anstrengend, sich einzugestehen, dass man Hilfe von anderer Seite braucht.

Ich brauche die Hilfe von diesem Friseurladen. Ich habe mir diese »Institution« als Hilfe ausgesucht. Vielleicht ist es bei dir das Studium. Bitte bring die Zeit bis dahin nicht damit zu, dir noch mehr aufzuladen. Versuch, dich zurückzuziehen. Versuch, dich zu beschäftigen, mit Sport oder sonstigem, wozu du niemanden brauchst und wozu dich niemand braucht. Du machst das schon richtig.

Wenn ich eine Wohnung gefunden habe (ich hoffe, spätestens bis zum 1. Oktober – bis dahin behelfe ich mich mit Unterschlupf bei

Eltern und Bruder), werde ich dir sehr gerne auch mal Unterschlupf gewähren, wenn du dich zurückziehen willst. Und ich werde sowieso hart genug kämpfen müssen, um selbst nicht unterzugehen. Ich will mich für das Leben *entscheiden. Der Tod kommt sowieso.*

Konstanze

Ausschließlichkeit

FREITAG, 20. 9. 96

Geliebter Thomas,

Je mehr Erinnerungen auftauchen aus unserer gemeinsamen Zeit, umso mehr wird mir bewusst, dass du der erste Mann warst, der bereit war, mich voll und ganz anzunehmen, der erste auch, der das Lichtflimmern in den Blättern im Wald genau so gesehen und wahrgenommen hat wie ich, der erste, der mich von Herzen beschenkt hat ... So weit war ich noch in keiner Beziehung davor.

Jetzt geht es wahrscheinlich erst mal darum, dass jeder von uns beiden sich für sich einen Platz erkämpft. Einen »Platz« erkämpfen, nicht einen Status (Platzhirsch), d.h. Raum, so viel Raum, wie er jedem von uns zusteht, als Mensch. Nicht mehr und/aber auch nicht weniger ...« Möchte mich so kultivieren, dass ich mit den anderen und die anderen mit mir leben können. Momentan besinne ich mich ein bisschen zurück auf schwäbische Lebenskultur, die Kultur, die mich geprägt hat und von der ich ausgehen muss. Bisher wollte ich das immer negieren.

Thomas, ich wünsche dir von Herzen, dass du für dich »wieder«aufbauen kannst, was dir wichtig ist, dir ganz allein, dass du einen »Platz« findest, wo du den Geschäften nachgehen kannst, die dir wichtig sind und die dir zur Weiterentwicklung dienen. Ich wünsche dir, dass du Anerkennung für dein Tun bekommst, dass du langsam in ein Stadium der Ernte eintreten kannst, für alle deine bisherigen Mühen (was dich ganz persönlich und einzigartig in deinen speziellen Fähigkeiten und Neigungen unabhängig von deiner Umwelt anbetrifft). Ich weiß um und glaube an deine Kraft wie auch an meine. Und ich glaube, etwas, das mir diese Kraft jetzt geben kann, so dass ich durchhalte, auch längerfristig bei einer Sache zu bleiben, bis die nächste dran ist, ist die Hoffnung auf eine Zu-

kunft, in der ich das, was ich jetzt falschgemacht habe in unserer Liebe und Beziehung, wieder gut machen kann. Denn – ich fühle mich deinem Geist immer noch sehr verbunden. Mehr als den meisten sonst (ausgenommen meine Familie, wie du weißt – es ist ein langer Prozess).

Du sagtest einmal, du sehntest dich nach Verbindlichkeit. Ja, nur auf Verbindlichkeit in einem gewissen Maß können wir bauen. Daran möchte ich arbeiten. Zuallererst möchte ich dies in dem Geschäft lernen, wo ich jetzt arbeite. Sind liebe Leute da, die sich wirklich genau um diese Verbindlichkeit bemühen – um Beständigkeit und Stete – das, wonach ich mich so sehr sehne, wie mir jetzt vollends bewusst geworden ist. Lebenskultur in der für mich obligaten Form = Handwerk und Ausbildungs-Mitverantwortung (für den Nachwuchs).

Glaub mir, ich weiß und schätze deine Treue mir gegenüber und deine vielen Bemühungen um unsere Liebe im Nachhinein sehr, und es tut mir weh, wie alles gekommen ist – zugleich sehe ich auch die Chancen, die sich daraus bieten: nicht die schnellen Möglichkeiten, sondern kleinere Brötchen backen, gemäß der persönlichen Kraft und Reife.

Lass es uns wagen, es wäre das erste Mal für mich, dass ich mit einem Ziel vor Augen Basis und Möglichkeit habe, für mich selbst zu sorgen – im Hinblick auf eine »neue« Liebe, die daraus erwachsen kann. Ohne Eile und Torschlusspanik. Keine gemeinsame Lebensplanung, die auf gemeinsamen Aktivitäten aufbaut, sondern nur auf einem »Ja«. (Ja, ich möchte gerne mit dir alt werden …)

Alles andere kommt dann von selbst. Es ist nie zu spät.

Deine Konstanze

»Diese Ausschließlichkeit hatte sie von mir«, sagt Roland, ihr Vater – wie immer sie herübergekommen sein mag.

Ein weiter Rückblick:

Roland und ich erlebten beide die erste Liebe miteinander. Sie ging über drei Jahre; als sie anfing, war er 17, ich 15 Jahre alt. Unsere Liebe war scheu, zart, nicht sehr – und sehr selten – körperlich, dafür sorgte meine mit Argusaugen wachende Mutter. Die gesellschaftlichen Vorgaben waren damals eben anders.

Wir hatten eine Distanz von 28 km zwischen uns, die Roland mit dem Fahrrad, ich ab und zu mit dem Zug überwand. Wir schrieben uns viele Briefe, sahen uns jedoch nicht sehr häufig, und dann waren wir meist nicht allein miteinander. Wir empfanden unsere Liebe als sehr kompliziert. Zu jener Zeit machte jeder von uns seine eigenen Entwicklungen durch, und dies führte langsam, aber stetig dazu, dass sich unsere Wege nach den drei Jahren wieder trennten. Ich gab den Anstoß dazu, Roland hatte es kommen sehen.

Und dann seine Ausschließlichkeit, nur sich selbst eingestanden: »Wenn die nicht meine Frau wird, dann keine.« Rolands Eltern und sein pietistischer Patenonkel, der zuerst gegen unsere frühe Freundschaft sehr gewettert hatte und dann der Meinung war, er hätte die Trennung zuwege gebracht, wurden nach einigen Jahren unruhig, begannen, Kuppeleiversuche zu machen, vergeblich.

Für Roland war Warten angesagt, für unbestimmte Zeit, vielleicht auch für immer, für mich andere Freundschaften, der Versuch einer zu einer Ehe führenden Partnerschaft, sprich Verlobung, der aber gründlich und enttäuschend danebenging, »Gott sei Dank«, sage ich in der Rückschau.

Nach sieben Jahren trafen wir uns wieder, Roland und ich, erkannten, dass wir füreinander bestimmt waren und konnten, auf einer anderen Basis als früher, nämlich als eigenständige, unabhängige erwachsene Menschen, miteinander neu beginnen.

Wir haben unsere Partnerschaft und Liebe, obwohl auch Krisen nicht ausblieben, immer wieder als beglückend, lebendig und tragend empfunden, 37 Jahre lang, bis heute.

Konstanzes Ausschließlichkeit für Thomas war vielleicht geprägt durch das Vor-Bild unserer Ausschließlichkeit füreinander, dem sie zuerst entkommen wollte, indem sie es ins Lächerliche, Absurde zog: Sie begann einmal, in einer für sie unglücklichen Phase und unter dem Schutz eines leichten Sarkasmus ihre »Lebensgeschichte« zu schreiben:

»... *Ein paar Sätze zu meiner Herkunft: Als Jüngstes von drei Kindern in eine musische Familie in N. hineingeboren, genoss ich sowohl künstlerische als auch musikalische als auch religiöse Erziehung noch und nöcher – meine standhaften Eltern meinten es sehr gut mit uns Kindern und versuchten, gute Zöglinge aus uns zu machen. Wir bekamen eine Menge Idealismus mit, wurden regelmäßig zum Turnverein geschickt, hatten ein geordnetes, stabiles Zuhause und ein Elternpaar, das sich geschworen hatte, lebenslang ein Paar zu sein und zu bleiben in ewiger Treue und Verbundenheit, gemäß dem Gebote: du sollst nicht ehebrechen. Und das haben sie beide immer eingehalten.*

Die Stabilität dieses Elternhauses brachte mich dazu, viel außer Haus zu sein, andere Familien zu besuchen, bei Freundinnen zu Mittag zu essen – kurzum – das sichere Zuhause war mir ja gewiss, also genoss ich tagsüber meine Freiheit, was mir von meinen Eltern den Namen ›Schwanzere‹ eintrug. Für alle Nichtschwaben sei bemerkt: ›Herumschwanzen‹ heißt so viel wie streunen oder vagabundieren.«

Später jedoch wurde ihr unsere Art, miteinander zu leben, selbst mehr und mehr zu einem erstrebenswerten Ziel.

Als dieses Bild, das ihr vor-schwebte, nicht mehr realisierbar war – bedeutete das dann das »Aus«?

Welches Paradoxon der Vorbild-Funktion! – die Roland und ich nicht wirklich ändern könnten, ohne uns selbst zu verleugnen.

Ist dieses Los unentrinnbar, dass wir alle »schuldig« werden, so oder so?

Aus Konstanzes Tagebuch:

11. 11. 96

Ich habe solche Sehnsucht nach Thomas ... Heute habe ich die Anmeldung für »lebendiges Italienisch« nach Darmstadt abgeschickt. Thomas und ich träumten am Wochenende von Neapel und einer Existenz in Italien. Also, mal erste Schritte unternehmen.

12. 11. 96 , 23 Uhr

Heute war ein schöner Tag.

Gerade hab' ich noch einen Anruf von Thomas empfangen, nachdem ich ihn vorher per Handy kurz im Zug (Konstanz – Stuttgart) erreicht hatte. Lustig, dass er sich die Stadt zu meinem Namen ausgesucht hat, nicht? Und ich mir den Ort seiner Kindheit, H.

Ich bin voll Liebe. Möchte an mir arbeiten, so dass ich einmal eine gute Frau, eine gute Mutter und dabei eine gute »Humoristin« bin.

Ich habe ihn und will nur ihn – er soll der Vater meiner Kinder sein, dann wenn wir es uns leisten können.

Der Tag heute mit B's war schön. Ich mag den guten Geist, den sie ausströmen. Haben sich ja dieses Leben mit viel Mühe und Liebe in dem Geschäft aufgebaut. Das merkt man einfach. Steckt deren ganze Energie drin.

Dann habe ich noch ein paar Bildchen geklebt – Zeitungsbilder, die ich bei H. ausstellen will. Bin mal gespannt, was das nächste Jahr so bringen wird. So viel schöne neue Perspektiven, die sich auftun, und doch wächst auch meine innere Festigkeit. Ich bin dankbar für diese Tage – sie geben mir Kraft und neuen Mut – neue Ideen – die Ängste schwinden zwar nicht – ich lerne aber immer besser, damit umzugehen.

17. 11. 96, 14 Uhr
Bin gerade von Bea zurückgekommen, wo ich übernachtet habe, nachdem das gemeinsame Essen von Thomas und mir geplatzt ist. Ich bin sehr traurig – meine Liebe war zu schwach. Habe falsche Worte gebraucht. Mich gehen lassen. Aber ich will dankbar sein – es waren schöne Tage. Ich möchte so gerne mit und für Thomas mich entwickeln ... Ich bete darum: Lass uns einmal wieder zusammenkommen; lass Thomas spüren, dass ich ihn will, dass ich ihn liebe; lass andere Versuchungen an mir vorübergehen. Lass mich stark bleiben. Ist es nicht mein Recht, für jemanden zu kämpfen? Ist es nicht das einzige, wofür mein Leben gut ist?

19. 11. 96
... lese immer weiter den »Mann ohne Eigenschaften« (Musil) – schöne Passagen – nebenbei im Kopf und Herzen immer bei Thomas ...

Eine Karte an mich, die sie aber nicht abgesandt hatte, fanden wir erst in ihrem Nachlass:

16.11.96

Noch ein „Nachsatz" zum Brief, den ich heute früh in den Kasten geworfen habe:
(Bin jetzt sehr erschöpft – habe die Woche "durchgepowert")

Ich brauch die Zeit für mich und Thomas – um ihn will ich "kämpfen" – weil ich <u>mit</u> ihm leben will, komme was wolle.
Gebt mir diese Zeit, mich selbst aus der Familie zu lösen, um die Reife für eine Heirat zu erlangen, und für Kinder!!!

Ich hab nicht so viel Zeit für Euch jetzt!

CARL SPITZWEG (1808–1885)
Serenissimi Ausfahrt
Öl auf Karton, 30,7 × 23,8 cm
München, Bayerische Staatsgemäldesammlungen
516 372 7

VEB E. A. Seemann Verlag · Leipzig · DDR · III/18/97 · FP 1616

Ich hatte immer das Gefühl – wie auch Roland –, Thomas nicht wirklich zu kennen. Wie und wer er im innersten Kern seines Wesens war, das wusste wahrscheinlich niemand, vielleicht nicht einmal er selbst. Am besten kannte und verstand ihn wohl Konstanze. Wie weit Thomas sich ihr gegenüber in der letzten Zeit geöffnet oder verschlossen hatte, gehört zu den Fragen, auf die wir nie mehr eine Antwort bekommen werden. Seine letzte Entscheidung allerdings muss er auch vor ihr verborgen haben: Das lässt sich aus den Ereignissen ableiten. Ich kann nur versuchen, Steinchen um Steinchen zusammenzutragen.

Zuerst soll Jürgen zu Wort kommen, der die Trauerfeier für Thomas hielt: »Da stehen wir, am Sarg von Thomas. Erschüttert. ›Ich bin weg‹, so hat er sich in seinem letzten Brief verabschiedet, und wir stehen vor den Trümmern der Tage seit dem 14. Mai. Nicht zu fassen bleibt letztlich und endlich, was sich im Leben von Konstanze und Thomas in den letzten Tagen ereignet hat und zum Abbruch ihres Lebens führte ...

Uns quält das Warum. Doch werden wir es nie ganz ergründen können. Es war ihre Entscheidung, und wir müssen sie hinnehmen. Thomas hat sie um seinen 35. Geburtstag herum getroffen, die Entscheidung, sein irdisches Leben abzubrechen und den Weg ohne Rückkehr zu gehen. Einen Weg zu gehen, auf dem er sich von niemandem finden ließ, der ihn hätte davon abbringen können. ... Aber, die gelebte Zeit, sie war da und wird auch durch den Tod nicht durchgestrichen. Sie ist viel mehr als eine Zählung von Jahren. Thomas hat gelebt. 35 Jahre Leben – es sind keine leeren Jahre. Er ist in Stuttgart geboren, in H. aufgewachsen und hat hier die letzten Monate mit Konstanze gelebt. Er hat sich viel Wissen erarbeitet, sein Studium der Germanistik und Kunstgeschichte hervorragend abgeschlossen.

Er hat gewirkt und gestaltet. Künstlerisch engagiert, hat er verschiedene Projekte inszeniert und umgesetzt. Arbeitete zum Beispiel im Künstlerhaus, hat die Zeitschrift ›Gwarrt‹ herausgegeben und mit seiner Computergrafik-Firma viele Projekte unterstützt, man kennt ihn von seiner ›Kunsthalle Stuttgart‹ und von etlichen Ausstellungen. Das bleibt.

Er hat gelebt, intensiv gelebt, immer wieder bis an die Grenzen hin ... Thomas rieb sich, hat sich und auch andere oft nicht geschont. Er wollte etwas aufzeigen: ›Lieber ein Weltverbesserer als ein Weltverschlechterer‹, so schrieb er in der Einladung zu einem seiner Vorträge.

Thomas hat nun aufgegeben. Er fehlt. Er fehlt uns.

Zurück bleiben viele Erinnerungen an ihn, so wie er war, seine verschiedenen Gesichter, seine verschiedenen Seiten, seine verschiedenen Gangarten und Wege. Vieles wissen wir von ihm, vieles nicht. Wir wissen nicht, wo er aus diesem Leben hinwollte, aber wir können glauben, dass Gott, der dem Menschen Autonomie gegeben hat, jedes Leben umschließt. Gott hat dem Tod die letzte Macht genommen ... Gott, schenke Thomas und uns deinen Frieden, im Tod und im Leben.«

Die Trauerfeier für Thomas sollte ursprünglich ein Pfarrer aus der Verwandtschaft seiner Familie halten, der allerdings schon lange nicht mehr mit ihm in Kontakt gewesen war. Nach Konstanzes Beerdigung jedoch kam Thomas' Vater zu Jürgen und fragte ihn, ob er dazu bereit sei. Jürgen stellte sich auch dieser zweiten schweren Aufgabe und erarbeitete mit Stefanie zusammen die Beerdigung – obwohl es ihn nicht leicht ankam. Noch am 4. Mai hatte er sich intensiv mit Thomas unterhalten. Da Stefi, Jürgen und Leonie am 3. Mai nicht zu Stanzis Geburtstagsfete in H. hatten kommen können, waren Thomas und Stanzi am Tag darauf zu ihnen nach B. gefahren. (Dort hatte auch Leonie ihrer Patin die Geschichte mit dem Haarmonster geschenkt.)

In B. am 4. Mai: Die 35. Geburtstage der zwei jungen Männer standen bevor, der von Thomas am 15. Mai, der von Jürgen knapp einen Monat später. Da sprachen die beiden darüber, dass nun Zeit sei, Bilanz zu ziehen, was man im Leben bisher erreicht habe und wie es in der Zukunft weitergehen solle.

Im Nachhinein rekapitulierte Jürgen immer wieder dieses Gespräch und machte sich Gedanken darüber.

Roland und ich mochten Thomas, und er mochte uns wohl auch. Es war aber immer – noch? – so etwas wie eine Schranke zwischen uns: keine große, die den Blick ganz verstellte. Nein, über die kleine Schranke hinweg nahmen wir uns wahr, konnten uns die Hände reichen, aber doch nicht ganz zueinander kommen.

Wir wussten ja von Thomas' Hintergrund; dass er im Künstlermilieu zu Hause war, nicht im etablierten, sondern im mehr verborgenen, nach neuen Wegen suchenden, sich oft auch selbst zerfleischenden; wo »Familie« (wohl aus schlechter Erfahrung heraus) und »Bürgerlichkeit« oft negativ besetzte und provozierende Reizwörter waren. Thomas selbst hatte keine richtige Familie mehr gehabt, die Eltern hatten sich scheiden lassen, als er 15 Jahre alt war. Er und seine Schwester blieben bei der Mutter.

Wir wollten ihn mit unserer Art zu leben nicht zu sehr vereinnahmen. Er sollte sich nicht bedrängt fühlen. Es ist ja oft so (wir wissen es aus der leidvollen Geschichte einer Freundin und deren jung verstorbenem Mann, einem intellektuellen, hochintelligenten, sensiblen Menschen mit ähnlichem Lebenslauf wie Thomas): Was nach außen hin und auch im eigenen Kopf beargwöhnt und verächtlich abgetan wird, steigt aus dem Inneren als tiefe, unerfüllte Sehnsucht auf. Eine Ambivalenz, die lähmen oder zerstören kann.

Im Jahr 1989, also bevor Thomas und Konstanze sich kannten, hatte Thomas schon einmal einen Suizidversuch gemacht, auf die gleiche Art wie jetzt, aber in der eigenen Wohnung. Er war in letzter Minute aufgefunden und gerettet worden.

Frauen seien in solchen Dingen meist konsequenter, wenn sie einmal den Entschluss gefaßt hätten, sagte uns der Kriminalbeamte. Bei Männern käme es öfter vor, dass sie vor dem letzten Schritt doch noch der Mut verließe.

Aber Thomas war konsequent. Er wollte dieses Mal auf Nummer Sicher gehen. Niemand sollte ihn vorzeitig finden.

Beängstigend sind in diesem Zusammenhang auch die fest verankerten Klischeevorstellungen vieler Menschen. Mindestens fünf Mal hörten wir die Frage: »Warum Amsterdam? Hatte er etwas mit Drogen zu tun?« Das waren Leute, die so mutig waren, uns zu fragen. Wie viele dachten es nur? – Thomas handelte weder mit Drogen, noch war er von ihnen abhängig.

Warum er ausgerechnet nach Amsterdam fuhr? Wir wissen es nicht. Vielleicht weil es für ihn eine anonyme Großstadt war - weit weg von Stuttgart? Weil dort niemand lebte, den er kannte? In Berlin und Kopenhagen hatte er Freunde; vielleicht wollte er sich der Versuchung entziehen, sich im letzten Moment doch noch an einen von ihnen zu wenden?

Das sind Spekulationen; die letzte Wahrheit – auch darüber, was in seinen letzten Lebenstagen geschah, er starb ja nach Konstanze – werden wir nie ergründen.

Thomas liebte Konstanze. Er hatte lange um sie werben müssen, bevor sie sich ihrer Liebe für ihn sicher war. Aber dann, im Frühjahr 1993, entschied sie sich kompromisslos für ihn.

Und Thomas achtete Konstanze.

Durch sein Weggehen und durch seinen Abschiedsbrief gab er sie frei. Er hätte sich ja auch daheim umbringen können. Er hätte sie auch dazu überreden können, mit ihm gemeinsam in den Tod zu gehen.

Aber er fasste den Entschluss für sich allein und ging weit weg von ihr. Sie war in der letzten Zeit die Stärkere gewesen. »Bleib stark«, schrieb er, nicht »Sei stark«. Er wollte sie nicht mit in den Tod reißen. – Aber er hatte sie überschätzt – oder unterschätzt?

Konstanze liebte Thomas.

Es war lange Zeit ein Nehmen und Geben auf Gegenseitigkeit.

Sie schrieb ja an ihn: *»Du warst der erste Mann, der bereit war, mich voll und ganz anzunehmen ..., der erste, der mich von Herzen beschenkt hat«*. Sie hatten die gleichen Interessen, die gleiche Sensibilität.

Am 6. 11. 95 schrieb sie in einem Brief an ihren Vater unter anderem: *»Am Freitag waren wir bei einer Eröffnung in unserer ›Oberwelt e.V.‹ – da hat einer von der FKN (Freien Kunstschule Nürtingen) ein Buch präsentiert. Das freut mich und ich bin ein bisschen stolz, dass die FKN immer mehr mit der Stuttgarter Kunstszene zusammenwächst. – Die Fäden im Hintergund haben ja wir gezogen. So kommt eines zum anderen, und ich muss – mit Thomas – sagen, es wird immer schöner, das Leben, weil Nähe Wärme gibt ...*

Ich hoffe und wünsche, dass Ihr's auch so genießen könnt, es warm beieinander zu haben und noch mehr dazu – bin ja wohl der Umkehrschluss bzw. das Beweisstück dazu (unter anderem)...«

Thomas war ein Mensch voller Ideen, voller Utopien und Ideale. Er wollte gut sein in allem, besser als andere, perfekt. Er hat wohl seine Ziele zu hoch gesteckt; und als er merkte, dass er sie nicht erreichen würde, konnte er seine eigene Schwäche nicht annehmen, auch nicht andere um Hilfe bitten. Eine nahe Freundin Konstanzes, die auch Thomas recht gut gekannt hatte, sagte jetzt zu mir: »Mit Thomas konnte man über alle Dinge reden, nur nicht über Menschen und am allerwenigsten über ihn selbst.«

Im Sommer 1996, als er mit der letzten großen Ausstellung »Auflösung« einen Schlusspunkt unter die von ihm ehemals initiierte »Kunsthalle e.V.« setzte; als er seine Firma wieder abmelden musste, weil sie sich nicht rentierte – aufgrund der schwierigen Wirtschaftslage und wegen Thomas' Neigung, eher etwas zu verschenken als (bei seinen meist aus Künstlern bestehenden Kunden) angemessene Preise zu verlangen; als er die teure Computeranlage mit Verlust wieder verkaufen musste; als er sein Auto hergeben musste; da gab es einen Knick in seinem Selbstwertgefühl, von da an war er ein gebrochener Mann.

Vor der Depression kam noch das Aufbäumen, das Wüten gegen sich selbst und gegen alles, was er liebte. Auch Stanzis Nerven waren in jener Zeit nicht die besten, es gab gegenseitige Verletzungen, Verrücktheiten (so schnitten zum Beispiel beide sich eine Glatze; Stanzis Kommentar später zu uns: »Ich konnte mich in der Zeit nicht auch noch um meine Haare kümmern!«), Turbulenzen vielfältiger Art – bis zum großen, endgültigen Krach.

Thomas warf Stanzi aus der gemeinsamen Wohnung hinaus – da er als Mieter fungierte, konnte er das tun. Er wies seiner Mutter die Tür, als sie ihm deswegen Vorhaltungen machte. Sie sagte jetzt zu mir: »Ich kannte meinen Sohn nicht mehr, das war ein anderer Mensch, kalt und grausam.«

Er war so verletzt, dass er andere auch verletzen musste, vor allem die, die ihm nahe standen; er traf damit ja auch sich selbst.

Als Konstanze danach zu uns kam, reiste Thomas nach Konstanz, um weiterzustudieren: Philosophie. Aber das war mehr eine verzweifelte Flucht denn eine wirkliche Lösung seiner Probleme.

Als Thomas zu Konstanze zurückkehrte, nun bei ihr einzog, hielten wir uns zuerst etwas zurück, äußerlich und innerlich, weil nach dem Vorausgegangenen einige Zweifel an uns nagten, ob unsere Stanzi mit ihm glücklich werden würde.

Aber wir sahen auch etwas anderes: Konstanze liebte Thomas über alles, sie wollte einen Neuanfang mit ihm machen. Und daher stand uns Einmischung nicht zu – es hätte auch gar nichts genützt.

Was in Stanzi vorging, in den letzten Stunden ihres Lebens, das können wir erahnen. Manches glauben wir zu wissen – aus dem, wie sie sich uns geöffnet hatte in der letzten Zeit; aus dem, was wir Geschriebenes noch von ihr fanden.

Ihre letzten Geheimnisse hat sie mit ins Grab genommen.

Was in Thomas vorging, schon die ganzen letzten Monate, die letzten Tage vor seinem Tod, was ihn zu seinem endgültigen Entschluss brachte, was er dachte und fühlte, als er seinen Abschiedsbrief an Konstanze schrieb, davon wissen wir so gut wie nichts! Es tut uns nun leid, dass wir ihn nicht besser kannten, nicht hinter den vielen Gesichtern, die er zur Schau trug, noch mehr sein wahres Gesicht suchten. Wir wollten nicht mit Fragen in ihn dringen, auch nicht nach den Gelegenheitsarbeiten, die er in der letzten Zeit hatte; es sollte nicht wie Kontrolle aussehen.

Zwar versuchten wir behutsam zu signalisieren, dass wir auch für ihn offen seien. Aber wir wollten abwarten, aus einer gewissen Distanz heraus, die auch er geschaffen hatte, bis beide Teile bereit wären, aus ganzem Herzen aufeinander zuzugehen.

Vielleicht sind wir damit mitschuldig geworden!? Vielleicht hätte er noch mehr Menschen gebraucht, die näher an ihn »rangingen«, ihn mitzogen – Konstanze allein schaffte es nicht!

Thomas und Konstanze haben beide nicht mehr die Art und den Zeitpunkt des Todes ihres geliebtesten Menschen erfahren. Vielleicht war das die letzte Gnade, die ihnen geschah.

Rekonvaleszenz

3. JUNI

Wenn liebe Leute meinen, diese oder jene Ablenkung würde mir vielleicht gut tun:

Ich kann noch nichts anderem in mir Raum geben als Stanzi! Ich war ja besonders in der letzten Zeit sehr mit ihr verbunden; wir hatten uns – immer wenn wir beieinander waren – viel zu sagen. Und wir konnten auch miteinander schweigen.

Nun ist es wie nach einer schweren, lebensgefährlichen Operation: Ein wesentlicher Teil von mir ist herausoperiert, ist nicht mehr da, fehlt in meinem Seelen-Organismus. Die große Wunde wird sehr langsam zuheilen, jetzt ist sie noch fast ganz offen, schmerzt fürchterlich. Salbe, Verbände = gute Worte und Mitgefühl – sie lindern ein wenig, aber den Heilungsprozess muss mein Körper, muss meine Seele selbst vollbringen. Ich bin schwach, schonungsbedürftig, brauche viel Ruhe, kann Besuche – auch liebe und erwünschte – nur wohldosiert verkraften.

Ganz langsam werde ich dann etwas kräftiger werden, nicht mehr überempfindlich jedem Luftzug oder Windstoß gegenüber, aber ich brauche noch viel, viel Ruhe und Zeit ... Lasst sie mir bitte!

Rituale

4. JUNI

Jeden Morgen kommt Trauerpost. Es sind nun an die 160 Briefe im Korb, in dem wir sie sammeln – ein kostbarer Inhalt.

Roland öffnet die Briefe, ohne sie zu lesen, er sagt mir die Absender. Wenn wir – oder eines von uns – eine sehr schlechte Nacht gehabt haben, dann frühstücken wir zuerst, um ein wenig Kräfte zu sammeln. Oft jedoch lesen wir die Post noch vor dem Frühstück. Wir setzen uns dazu nebeneinander auf das Sofa beim großen Fenster, wo statt Vorhängen Pflanzen sind und das helle Licht von außen auf das Geschriebene fällt. Vor uns der Couchtisch voller Blumen, Bücher, Schriften und anderen Zeichen der Verbundenheit, mitten darin Konstanzes Steinfigur »Gott und Mensch«.

Wir lasen anfangs Briefe gemeinsam, merkten aber bald, dass das nicht so gut war; jedes braucht dazu *seine* Zeit, und die ist verschieden. So liest nun jedes still für sich, liest manchmal etwas vor, wir sprechen auch darüber, und die Menschen, die hinter den Briefen stehen, sind uns ganz nahe.

Wir können dann auch weinen.

Briefe

Briefe über Briefe, lange Zeit jeden Tag.

»Wie können wir euch trösten? Wir finden keine Worte«, war der Tenor der meisten – und dann doch Worte, gute, hilfreiche, ehrliche; Briefe voll großer eigener Betroffenheit, Nachdenklichkeit, voll Mitleiden und Mittrauern, manche aus der Erfahrung eigenen Trauerns heraus geschrieben.

Diese Briefe sind wie Perlen, aufgereiht zu einer einzigartigen Kette. Ich bewahre sie als etwas Kostbares bei mir, sie sind mir Schutz und Trost.

Die Menschen, die sie geschrieben haben, stammen aus verschiedenen Generationen, mit fließenden Übergängen. Ich möchte aus einigen davon zitieren, einige der Perlen aufleuchten lassen:

Aus Konstanzes Generation:

»Heute Abend habe ich von meiner Mutter am Telefon erfahren, dass Stanzi gestorben ist. Auch wenn wir seit dem Abitur keinen Kontakt mehr hatten, hat mich diese Nachricht zutiefst getroffen. ... Stanzi war ein ganz besonderer Mensch, aber das brauche ich Ihnen wohl nicht zu sagen. Von der fünften bis zur siebten Klasse war sie meine beste Freundin, und ich habe diese enge Freundschaft in allerbester Erinnerung. Ich habe in der Zeit viel von ihr gelernt. Sie war immer die Mutige, die vor nichts Angst zu haben schien und so viel selbstbewusster war als ich. Dafür bewunderte ich sie. Nachdem sie in der fünften Klasse schon mehrmals bei mir übernachtet hatte, wollte sie, dass ich nun endlich auch einmal zu ihr komme zum Übernachten. Ich war ein Mama-Kind, und mir steckte schon Stunden vor dem »Abschied« von zu Hause ein Kloß im Hals. Aber ich sah ein, dass ich ihr das schuldig war und dass ich da durch musste, sollte ich nicht als Feigling vor ihr dastehen. Von dem Übernachtungsbesuch war ich dann ganz begeistert, so dass ich immer mal wieder kam, zum Schluss sogar freiwillig.«

»Es ist noch gar nicht lange her, da wollten wir uns mal wieder treffen, und nun wird das ›Treffen‹ erst im Himmel sein ... Selbst meine Oma hat noch lange Jahre nach unserer gemeinsamen Schulzeit Konstanze in Gedanken behalten. Sie meinte oft: ›Weißt du noch, die Konstanze hat immer die Wacholderbeeren im Sauerkraut mitgegessen!‹«

Der Sohn aus Stanzis Mainzer Patenfamilie schrieb:

»Kurz nachdem uns die Nachricht von Konstanzes Tod erreicht hatte, saßen wir alle im Familienkreis zusammen, haben gemeinsam um sie getrauert, uns an sie erinnert und waren in Gedanken bei euch in N. An dem Abend ist sehr deutlich geworden, dass es letztlich keine große Rolle spielt, wie lange die letzte Begegnung zurückliegt. Es hat immer nur die eine Konstanze gegeben.

Jeder von uns hat seine Erlebnisse mit ihr erzählt, und alles fügte sich zum homogenen Bild von einer klugen, sensiblen und warmherzigen jungen Frau.

Warum sie ihr Leben nicht mehr haben wollte, obwohl sie doch eine Familie hatte, die wie nur wenige andere füreinander da war, mit dieser Frage lässt sie alle, die sie geliebt haben, zurück.

Was Konstanzes Tod für euch bedeutet, das vermögen wir vielleicht zu ahnen. Unser kleiner Paul ist jetzt neun Monate alt und ein über alle Maßen liebenswertes Geschöpf. So sind wir – meine Schwester und ich – nicht mehr nur die Kindergeneration zusammen mit Stefi und Thilo, sondern es verbindet uns auch das Elternsein. Als Kinder und Eltern denken wir an euch.«

»Ob Konstanze von mir erzählt hat, weiß ich nicht. (...) Ich habe an der Kunstakademie Malerei studiert. Wir hatten viel zu besprechen und hatten auch Spaß miteinander. Ich singe sehr gern. Das haben wir manchmal zusammen gemacht. Bei ihrer Gesellenprüfung als Friseurin habe ich meinen Kopf hingehalten, ... ich habe nämlich

Ihre Tochter sehr gern gehabt. Wir hatten viele Gemeinsamkeiten. Ich glaube das wichtigste Gemeinsame war die religiöse Sehnsucht und die Liebe zur Natur.

... Für mich gab es im Leben auch keinen geraden Weg ... Deshalb habe ich viel Verständnis für Menschen, die Schwierigkeiten haben, die wagen, an ihre Grenzen zu gehen. Dort wird es gefährlich, aber auch ehrlich.

Mit meinem Freund zusammen wohne ich inzwischen in einem schönen Häuschen in Stuttgart-S.. Da hat Konstanze auch vor einigen Monaten noch übernachtet, als es ihr mit Thomas so schlecht ging. Sie hat mir von ihrer Mutter immer wieder was erzählt. Deshalb würde ich Sie gerne auch kennen lernen.«

»Wie sollen wir alle das tragen und ertragen? Ihr habt euer Kind verloren, müsst ohne eure Schwester und Patentante weiterleben. Ich werde heute ein Stück Glück und innige Freundschaft beerdigen. Aber ihr Lachen bleibt mir, bleibt euch. ›Die Erinnerung ist das einzige Paradies, woraus wir nicht vertrieben werden können.‹ (Jean Paul)«

»Wir sind erschüttert über den Tod von Konstanze und Thomas.

Konstanze war für uns nicht nur eine Mitarbeiterin, sondern ein Mensch, mit dem wir über viele Dinge sprechen konnten. Besonders über die Kunst, die uns allen ans Herz gewachsen ist und Lebensinhalt war. Sie hat uns viel Anregungen und Unterstützung bei unseren Ausstellungen gegeben, sie organisiert und umgesetzt. Besonders ihre kritische Auseinandersetzung mit Aufgaben habe ich geschätzt.

Vor ca. 10 Wochen kam Konstanze mit einem Koffer wunderschöner kleiner Bilder zu uns und hat erzählt, dass sie sehr zufrieden mit ihrem Beruf ist, sowie auch genügend Zeit für ihre Kunst hat. Wir beschlossen, im Herbst eine Ausstellung in unseren Räumen durchzuführen. Ich hatte den Eindruck, dass sie mit ihrem eingeschlagenen Weg glücklich war. Umso betroffener sind wir über diese schreckliche Nachricht.«

»Wir sind sehr traurig, aber gleichzeitig haben wir begriffen, dass ihr Tod eine Verpflichtung an uns Lebende ist. Wir müssen dazu beitragen, dass das Leben gerade für die jungen Menschen Sinn bekommt.«

Im Mai 1998, ein Jahr nach Konstanzes Tod, kam noch folgender Brief: »... Vielleicht kommt es Ihnen komisch vor, jetzt so plötzlich einen Brief von mir zu bekommen, wo Sie mich doch kaum kennen. Es gibt jedoch ein paar Dinge, die ich Ihnen gerne erzählen möchte, die ich jetzt ein Jahr lang mit mir herumtrage, weil mir meine Gedanken keine Ruhe lassen.

... Meine Kindheitserinnerungen an Konstanze sind mir lieb und teuer. Von den Freundinnen meiner älteren Schwester war Stanzi die einzige, die ich richtig gern hatte – weil sie mich immer ernst nahm. Bei allen Spielen versuchte sie, mich – trotz des Widerstands der anderen – einzubinden. Wenn ich trotz aller Proteste ins Bett musste, obwohl die »Großen« noch spielten – Stanzi brachte mich ins Bett, ließ mich ihre Haare flechten oder erfand für mich Geschichten und Lieder. Ich war zwar klein, aber ihr war's nie lästig.

Auch später, zu Beginn meines Studiums in Stuttgart, ergaben sich beim Haareschneiden viele Gespräche, die mir Mut und Kraft gaben, die mir geholfen haben, meinen Weg zu finden bzw. aktiv zu suchen. Gerade Stanzis Sicherheit und Ehrlichkeit haben mich in dieser Übergangszeit sehr beeinflusst – umso größer war natürlich der Schock.

Auch wenn sie selbst es nicht wusste, war sie für mich eine wichtige Freundin, die ich sehr vermisse und bestimmt nie vergessen werde. Traurig, dass ich ihr das nie selbst gesagt habe, wie lieb und wertvoll sie mir war, im Nachhinein ein unverzeihliches Versäumnis. Vielleicht kann ich daraus lernen, in Zukunft freier auf Menschen zuzugehen und Eindrücke auszusprechen, vor allem, wenn diese Eindrücke so positiv und voller Zuneigung sind.

Genau das ist der Grund, warum ich mich entschlossen habe, Ihnen diesen Brief zu schreiben, damit Sie wissen, wie sehr mir Konstanze fehlt, und dass ich in Gedanken sehr oft bei Ihnen bin. Ich wünsche Ihnen auch für die kommende Zeit viel Kraft und Mut und bin mir sicher, dass sehr viele Menschen außer mir an Ihrem Weg gedanklich teilnehmen.«

Aus Rolands und meiner Generation:

»Eure Nachricht hat uns zutiefst getroffen. Sie ist so unendlich traurig – so unbegreiflich – unfassbar.

Ihr dürft Euch keine Vorwürfe machen – Konstanze war erwachsen – jetzt war es ihr Leben, ihre Entscheidung. Zu groß waren für sie die Qualen und Schmerzen um den geliebten Menschen. Ihr hättet sie nicht aufhalten können. Gott gebe ihr den ersehnten Seelenfrieden.«

»Am Freitag war mit uns nichts mehr zu machen! Der Körper verweigerte alles, weil alles in uns aufgewühlt war und wir es nicht fassen konnten, was in eurer Nachricht stand. Es ging und geht mitten durchs Herz!«

»Euch sei geschenkt, dass ihr nach Durchleiden und Trauern die innere Ruhe wieder findet und dass in der Erinnerung nichts an Wert verliert, was einst schön und gut war. Ihr sollt wissen, dass ich mit viel Liebe, viel Trauer und im Gebet an euch denke.«

»Als wir Ihre Trauerkarte und den erklärenden Brief in Händen hielten, verschlug es uns vor Bestürzung den Atem und die Sprache. Daran hat sich auch bis heute nur wenig geändert. ... Wie sollten wir trösten können, wo wir von solch großen Schicksalsschlägen bisher verschont blieben? Im Blick auf die eigenen Kinder und in Erinnerung an manche schlaflose Nacht können wir Ihren Sturm der Gefühle zwischen Hoffen und Bangen allerdings teilweise nachempfinden ...

Angesichts des Todes der beiden jungen Menschen überkommen mich auch Gefühle des Zorns, die ich nur mühsam unterdrücken kann. Aus dem Satz ›Thomas war seit längerem arbeitslos‹, schließe ich, dass auch dies eine Rolle gespielt haben könnte. Und dann tut man in Politik und Wirtschaft so, als ob man einfach erwarten dürfte, dass junge Menschen mit einer hoffnungslosen Zukunft, mit Arbeitslosigkeit und Armut zurechtkommen müssen, ohne Schaden zu nehmen. Nicht mehr hören kann ich auch das Gerede, als ob wir Eltern durch Erziehung und Vorbild alles zurechtbiegen könnten, was in unserem Land und in unserem Umfeld schief läuft. Schreien möchte ich, wenn so über Menschen hinweggegangen wird.«

»... es macht uns betroffen, dass – so kann man unschwer vermuten – die gesellschaftlichen Verhältnisse, in denen wir leben, sicher mit Anlass für die Verzweiflung waren, in der Konstanzes Freund sich befand. Dass Liebe so weit gehen kann wie bei Konstanze, ist in dieser bitteren Konsequenz ohne Zweifel traurig. Aber enthält es nicht auch eine Spur Hoffnung?«

»Wir weinen um Konstanze, dieses wunderbare Menschenkind. Sie hatte alle Gaben ... Sie hatte Weisheit und Weite und eine Präzision des Denkens. Sie sah genau hin, aber an dem, was sie sah, litt sie zutiefst.«

»Sometimes things outlive their purpose,
Maybe the builder lacked foresight,
Maybe he had dreams.

Diese Worte habe ich aus USA mitgebracht, weil mir gefiel, wie der Texter ein Nichtgelingen benennt und zugleich adelt durch seine Anerkennung eines ganz persönlichen Wünschens und Ersehnens. Und viel anders geschieht ja unser aller Leben nicht: Wenn Traum und Realität zusammenwachsen, haben wir Glück gehabt ...

Heute in unserer Zeitung ebenfalls eine schmerzerfüllte Todesanzeige von Eltern für einen zwanzigjährigen Sohn: Da wird mir so deutlich, wie wenig allmächtig wir Eltern für unsere Kinder sind und wie sehr wir sie ziehen lassen müssen, wo immer hin sie es gedenken und vermögen ...(?)

Ihre sehr nachdenkliche und betroffene Mit-Mutter ...«

»... Obwohl es nie mehr so sein wird, wie es war, möchte ich Sie bitten, den Glauben an das Leben und die Zukunft nicht zu verlieren. Ob ich oder meine Frau das könnten, weiß ich selber nicht. Doch das Leben muss weitergehen, und es geht weiter, wie es die Geburt Ihrer Enkeltochter beweist.«

»Es ist gut, dass es Sommer ist, und von Herzen wünsche ich, dass der Sonnenschein, eure kleine Enkelin, dir und deinem Mann Freude schenken darf, auch Wärme, die wir alle brauchen. Der Tod hat nicht das letzte Wort.«

»Es ist tröstlich – dass ihr Konstanze aufgehoben wisst. Sie ging ihren Weg und ich bin sicher, bei aller unfassbaren Konsequenz, es war ein begleiteter Weg. Sie ist um ihre Liebe nicht betrogen worden – diese eigenwilligen Wege von Konstanze und Thomas haben ja doch zusammengeführt. Hier verbietet sich das ›Warum‹, die Antworten können wir nur in uns selber suchen.

Und eine Antwort gebt ihr ja, dass ihr der Schuldzuweisung keinen Raum lasst. Stanzi darf für alle, die sie kannten und liebten, die bleiben, die sie für jeden war – ein einzigartiger liebenswerter Mensch. Sie ist gegangen, und uns ist aufgetragen, mit ihrem Tod zu leben. Vielleicht verstehen wir eines Tages die Botschaft, die uns heute so verschlossen scheint. Sie war 27 Jahre bei euch, und sie hat euch – uns – viel hinterlassen an Lebensfreude und Lebenskampf. Nun hat sie den Frieden gefunden, den sie gesucht hat. Euch beiden, Sigrid und Roland, wünsche ich den Frieden, der höher ist als alle Vernunft.«

Nun zum Schluss aus Briefen von Eltern,
die ebenfalls ein Kind durch den Tod verloren haben:

»Wie groß Ihre Trauer und der Schmerz über den Verlust Ihrer Tochter ist, können wir nachempfinden. Worte können es nicht beschreiben oder ausdrücken. Wir wünschen Ihnen ... die Zuversicht, dass es einen Gott der Lebenden und der Toten gibt.«

»Ich denke oft an euch und weine mit euch über den Verlust unserer geliebten Töchter. Der Weg der Trauer ist ein langer Weg. Nach außen merkt man einem vielleicht gar nicht viel an, man funktioniert. Aber sie ist immer da, schon beim Aufwachen ...«

»... und ich schreibe Ihnen aus der Gemeinschaft im Leid. Unsere Tochter starb am 2. Mai 1997, 35-jährig, nach der Geburt einer gesunden Tochter und einem 12-tägigen Koma.

Ich weiß, Schmerz und Trauer kann man nicht aufrechnen, sondern nur miteinander erleiden ebenso wie die vielen Fragen, die uns nun unser Leben lang begleiten werden und doch ohne Antwort bleiben.«

»Warum sie? Warum ihr? Ihr, die ihr jetzt zurückbleibt und bitter verstehen sollt/müsst. Ja, ihr müsst, das ist unabänderlich. Sie ist ein Teil von euch, ihr seid ein Teil von ihr. Deshalb tut der Tod auch so weh. Aber es stirbt nur *ein* Teil. Ein anderer Teil muss bestehen bleiben, er muss behüten und bewahren, Erinnerungen, Gefühle und Erkenntnisse speichern.

Ein Kind zu verlieren ist für Eltern das Schlimmste, was im Leben geschehen kann ... Wir selbst fanden Trost daran zu glauben, dass es Frank gut geht, dass dieser Tod auch seinen Sinn haben muss und wir in Liebe mit ihm verbunden sind. Auch dankbar sind, ihn 18 Jahre gehabt zu haben. Die Trauer und der Schmerz sind sehr hart, aber mit eurer lieben Familie und guten Freunden, die ihr ja habt, werdet ihr viel Trost erfahren ...«

Wunschtraum

15. Juni, morgens 5.30 Uhr

Im Moment habe ich eine große Sehnsucht: ein paar Tage Alleinsein, Zurückgezogensein, Ungestörtsein. Nicht mehr der Wunsch nach einer dunklen Höhle, wie zu Anfang, sondern nach einem hellen kleinen Zimmer, meinem Arbeitszimmer. Dort allein sein mit den Briefen und Tagebüchern von Konstanze, den Tagebüchern von mir, in denen sie ja auch immer wieder auftaucht; mit meinen Aufschrieben der letzten vier Wochen, dem »Puzzlespiel«, wo meine Gedanken mit den ihren Zwiesprache halten können, wo ich sie noch einmal ganz nahe spüren kann ohne Unterbrechungen durch häusliche Pflichten, sonstige Erledigungen, Telefonanrufe, Besuche und Verantwortungsübernahme für andere, nur vielleicht hin und wieder dazwischen ein Friedhofsbesuch oder ein paar Runden Schwimmen im Freibad mit seinen herrlichen alten Bäumen – einem Ort zum Auftanken.

An knallheißen Tagen bin ich nicht dort zu finden, aber an etwas kühleren, wenn nur wenige Leute im großen Becken sind. Bei den ersten Metern Einschwimmen komme ich mir langsam und schwerfällig vor, als ob Raum und Zeit in einem ungünstigen Verhältnis zueinander stünden. Doch dann schwinge ich mich mit jedem weiteren Zug ein in ein neues Zeitgefühl, in eine andere Wahrnehmung meines Körpers in der gleichmäßigen Bewegung durch das schmeichelnde Wasser, in die Ruhe um mich herum. Es ist, als ob ich in etwas Gutes eingehüllt wäre – eine Art Meditation.

Beim Schwimmen komme auch ich zur Ruhe, und es ordnen sich meine Gedanken. Manche Erkenntnis fällt mir dabei zu – und wenn ich dann heimkomme, habe ich ein wenig neue Kraft.

Traum

15. Juni, 8 Uhr

Gestern Nacht vor dem Einschlafen las ich lange noch in Stanzis Briefen.

Heute gegen Morgen hatte ich einen Traum, der mir so klar und einleuchtend erschien, dass ich noch während des Träumens dachte, es werde mir keine Mühe machen, ihn aufzuschreiben.

Als ich dann gleich darauf aufwachte und mich besann, da war das Geträumte so wenig fassbar, so ganz ohne Handlung – ich bekam es nicht mehr zusammen.

Ich stand auf und schrieb mir stattdessen von der Seele, was mich in den letzten Tagen umgetrieben hatte, die Sehnsucht nach Ungestörtsein und Ruhe. Danach ging ich wieder ins Bett.

Und ich träumte noch einmal den selben Traum – genau so klar, so deutlich, so einleuchtend wie beim ersten Mal.

Ich versuche nun, ihn aufzuschreiben, obwohl ich jetzt schon weiß, dass es mir höchstens andeutungsweise gelingen wird:

Es war in einem großen Raum eine lange Tafel, da saßen viele Leute. Stanzi mittendrin, aber ich sah sie nicht körperlich, es war mehr ihr Wesen, ihr Geist, die anwesend waren. Sie war in Verbindung mit jedem, vom Bankdirektor (diese Personifizierung träumte ich wirklich so) über alle anderen, ganz verschiedenen Menschen bis zum Jugendlichen. Stanzi sagte nun jedem über sein Inneres Bescheid, las darin wie in einem Buch, legte offen, rückte zurecht.

Das geschah alles gleichzeitig, und im Raum war eine große Klarheit und ein »Ja-Sagen«.

Besetzt

18. Juni

Wo ich auch bin, was ich auch tue, immer ist Stanzi dabei: in meinem Kopf, in meinem Herzen.

Als ich bei unserem letzten Studienzirkeltreffen sagte, ich sei derzeit keine gute Gesprächspartnerin, weil es bei mir nur *ein* Thema gebe, meinte A., sie kenne das auch: Als ihre Tochter, im Norden Deutschlands wohnend, schwer psychisch erkrankt war und sie und ihr Mann von einem Tag zum anderen, von einer Nachricht zur anderen bangten – da hätte sie nichts anderes denken können, sie sei »besetzt« gewesen.

»Besetzt« – das ist der richtige Ausdruck für meinen derzeitigen Seelenzustand. Wenn ein Stuhl besetzt ist durch eine Person, so ist darauf kein Platz mehr für eine andere; wenn am Riegel der Toilettentür »besetzt« steht, dann ist zu, dann muss der Nächste warten.

Ich kann nicht eher wieder unter die Leute gehen, als bis dieser Riegel »besetzt« sich ab und zu beiseite schieben lässt, bis wieder die Dinge dieser Welt für mich wichtiger werden. Bis jetzt sind die Prioritäten immer noch stark verschoben, sind die Gewichtungen anders als bei anderen Menschen.

Wir haben seit Stanzis Tod keinen Fernseher mehr eingeschaltet, kein Radio, nur zwei- oder dreimal Trauermusik auf Disc oder Kasette gehört.

Das alles ist – ohne Not – nicht nachvollziehbar; ich darf von niemandem verlangen, dass mein Thema auf Dauer auch das seine ist, mein Weg der seine. Ein Stück Wegbegleitung – tröstliche, hilfreiche, liebevolle – haben zwar viele uns gegeben, wir sind sehr dankbar dafür; aber dann müssen sich die Wege doch wieder trennen. Das Tempo des Gehens ist auch zu verschieden; ich habe noch keinen festen, zügigen Schritt, ich will noch verharren, bin störrisch wie ein Esel.

Roland und ich nehmen zur Zeit auch keine Einladungen an, so gut sie gemeint sind, von Menschen, mit denen wir nach Stanzis Tod schon gesprochen haben, wo das Notwendige bereits gesagt ist; sie wollen so gerne helfen, und wir spüren ihre guten Gedanken um uns her wie einen Schutzwall, aber sie können und sollen nicht unser Gefängnis der Trauer teilen.

Für uns gilt dieses Bild: Ablenkung hilft nicht; wir müssen den Hauptweg gehen, der beschwerlich, dornig und steinig ist, wir können nicht auf leichter zu begehende Nebenpfade abgelenkt werden; sie alle führen wie ein Bumerang auf den Hauptweg zurück, sind nur Umwege, ohne Sinn.

Stanzis Tagebücher

20. Juni

Heute Nacht habe ich bis 4 Uhr in Stanzis Tagebüchern gelesen; mich festgelesen, die ganze Zeit auf dem Boden hockend, weil ich eigentlich viel früher ins Bett gehen wollte.

Stanzis Tagebücher aus der Zeit von 1985 – 1992, also aus der Zeit, bevor sie Thomas kennen lernte. Jetzt noch, am Morgen, zerreißt es mir schier das Herz: Dieser junge Mensch, der so viel inneren Reichtum hatte, der der Welt noch so viel zu sagen gehabt hätte, ist nicht mehr da!

So viel Tiefe der Gedanken, so viel Suchen, Ringen, auch Finden! So viel Sehnsucht nach Liebe und erfülltem Leben; auch Sich-im-Kreis-Drehen, sich Verrennen ab und zu; Verletzungen, auch solche von uns Eltern – unwillentlich, unwissentlich – hervorgerufene. Lange habe ich meine im Vergleich zu ihren Geschwistern so »pflegeleicht« erscheinende jüngste Tochter nicht in ihrer Ganzheit erkannt, habe nur Teile von ihr gesehen, die anderen hat sie ja vor uns Eltern »versteckt«, musste es wohl tun, um sich loslösen zu können.

Ich habe meine Kämpfe gekämpft und sie die ihren, welche trotz aller Schmerzen und Enttäuschungen doch immer voll Hoffnung, voll Lebenswillen waren. Eine Todessehnsucht ist in diesen Tagebüchern nie spürbar. Ganz erkannt, bis in ihre Tiefen hinein, habe ich sie sicher nie, aber das ist wohl bei aller Kommunikation zwischen Menschen so: Eine letzte Einsamkeit bleibt immer. Doch kann ich gar nicht in Worten ausdrücken, wie aus tiefstem Herzen dankbar ich bin für die gegenseitige Öffnung, das Aufeinander-Zugehen der letzten Zeit.

Brief

Aus einem Brief an mich vom 7. März 92, den sie mir damals nicht hatte zukommen lassen; ich fand ihn erst nach ihrem Tod.

7. März 1992

... Ich war wohl immer die »stillste« von allen, aber ich erinnere mich auch an ein sehr lebensfrohes, energiegeladenes Kind, das ich war und jetzt in mir als »Power-Frau« wieder finde, – das Kind, das ihr so vielleicht noch gar nicht so richtig gekannt und wahrgenommen habt. Ich habe immer geglaubt, faul und unordentlich und schwach zu sein und schämte mich lange genug für alles, was ich bekommen habe, weil ich das Gefühl hatte, es nicht wert zu sein.

Vielleicht, Mama, erkennst du dieses Kind auch in dir, weil ich mir vorstellen kann, dass es bei dir ähnlich war. Es ist ja ganz natürlich, dass Eltern und Kinder sich gegenseitig Schmerzen zufügen, und auch nichts Schlimmes – nur müssen wir es uns gegenseitig eingestehen.

... Ich weiß jetzt, dass ich stark bin, und ich habe so viele Wunder erlebt in letzter Zeit, dass ich ein unendliches Vertrauen in das Leben und in mich entwickele ... Ich höre jetzt auf, mich immer vor anderen klein zu machen, um Geborgenheit zu kriegen.

...Es ist mein Weg absolut kein leichter, aber ich merke, wie viel göttliche Hilfe ich bekomme, wenn ich es wage, ihn zu gehen. Wenn ich krampfhaft versuche, mir Sicherheiten zu erkämpfen, geht alles schief. Sobald ich meine Ängste loslasse und dafür wachsam bin, ergeben sich Möglichkeiten, die ich mir nie erträumen ließ.

»Sehet die Lilien auf dem Felde ...« – ich suche die Stelle jetzt nicht, aber ihr wisst ja, was ich meine.

Da steckt so eine große, wunderbare Wahrheit drin – ich muss nur meine Gelegenheiten wahrnehmen und sehen, was sich mir auftut. Dabei hilft mir mein Glaube, der gewiss nicht in der Kirche gewachsen ist, und eine Weisheit, die in mir wohnt und auch nicht auf dieser Welt gewachsen ist; diese Weisheit, die so oft »außen« gesucht oder an eine übermächtige Vaterfigur im Himmel abgegeben wird und die doch viel wunderbarer in *uns wirkt, wenn wir es zulassen können!*

In Schmerz, aber auch unsagbarer Liebe und Dankbarkeit
Konstanze

Aus Konstanzes Tagebuch:

25.2.92

Ich gestehe mir und anderen Fehler und Schwächen zu.

Ich will ein »normales« Leben führen, wie die anderen auch.

Ich bin nichts Besonderes.

Ich lebe heute – in unserer Zeit.

Ich bin ein Mensch – ich brauche Liebe, Geborgenheit und eine Aufgabe, die mich fordert.

Ich bin jetzt 21 Jahre jung und sollte meine Energie dahin verwenden, meine Existenz zu »sichern«. Alles andere kommt danach. Ich bin jung. JUNG!

Ich wünsche mir eine Beziehung.

Jemanden, der erreichbar für mich ist, aber wir sollen uns nicht gegenseitig einschränken.

Ich gebe zu, dass ich nicht ganz allein sein möchte. Ich brauche Zärtlichkeit, eine Umarmung, jemand bei dem ich mich ausweinen und ausfreuen kann. Ich bin bereit, zu teilen. Ich will gar nicht alles für mich allein. Ich habe doch so viel Zeit und Energie übrig!

Konstanzes Sehnsucht –
Lebens-Ideale

TAGEBUCH 10.3.92

Ich finde meine ganz eigene Aufgabe, in der sich alle meine Fähigkeiten entfalten können, die mich antreibt und mich freudig agieren lässt, die meine Kraft wirksam werden lässt, mein ganzes Potential, und es mir trotzdem ermöglicht, Zeiten der Ruhe und Entspannung zum Ausgleich zu haben. Es ist eine Aufgabe, die aus meiner Phantasie schöpfen kann, wo ich Ideen umsetzen kann und zugleich neue Impulse bekomme, eine Aufgabe, die mir erlaubt, ganz ich selbst zu sein. Sie ist abwechslungsreich und bringt mir das ein, was ich zum Leben brauche: Geld, Zufriedenheit, Anerkennung.

So viel Geld, dass ich für Geist, Seele, Körper und deren Gesundheit sorgen kann. Und sie lässt Raum für die Begegnung mit anderen Menschen und eine Beziehung.

Ich habe den Kontakt zu anderen Menschen, den ich brauche; ich kann manche Verpflichtungen freiwillig eingehen, wahre aber auch meinen Freiraum. Ich werde als Mensch und Frau akzeptiert und respektiert. Ich habe ein frauliches Aussehen, finde eine Frisur, in der ich mich wohlfühlen kann – die Wildheit und Kraft und Weiblichkeit verleiht. Powerfrau.

Ich blicke von der Gegenwart aus in eine wundervolle Zukunft, lebe im Hier und Jetzt, nehme meine Chancen wahr, bin wach, aber dennoch entspannt und gelassen im Vertrauen auf das, was auf mich zukommt. Ich lebe in Freiheit und im Licht. Ich verzeihe mir und anderen Fehler und gestehe mir Irrtümer schnell ein – ich lebe in Weisheit und Wahrheit, so weit mir das als Mensch möglich ist. Ich akzeptiere mein Mensch-SEIN. Ich scheue keine Mühen, wenn ich weiß, wofür sie gut sind – bin interessiert und neugierig und lerne täglich etwas dazu. Ich verstehe es, die Menschen, die mir begegnen, stehen zu lassen und kann mich trotzdem so weit abgrenzen, wie dies nötig ist. Ich habe Freunde und Freundinnen, die mir Wärme und Verständnis entgegenbringen in Freiheit.

Ich finde eine Wohnung für mich allein, mit einem Balkon, auf dem ich sein kann, ohne mich beobachtet zu fühlen, und von dem aus ich die Umgebung überblicken kann. Die Wohnung liegt so, dass ich die Möglichkeit habe, sowohl schnell in einen Wald, auf Wiesen und Felder, ruhige schöne Natur zu kommen, aber auch schnell in eine größere Stadt, in der ich Galerien und Ausstellungen zeitgenössischer Künstler/Künstlerinnen besuchen, bummeln und günstig einkaufen und zum Tanzen gehen kann.

Eine Badewanne soll drin sein. Alles nicht zu groß, aber heimelig und licht. Ich möchte genügend Fenster und Licht haben. Einen größeren Raum zum Wohnen und eine kleine Abstellkammer. Das Geld dafür bekomme ich durch meine Aufgabe.

Ich kann in Extremen leben und behalte mein Ziel immer klar vor Augen. Ich habe einen Ausgleich von Spontanität und dem Roten Faden, den ich verfolge. Es gehört alles zusammen. Ich lebe meine Gefühle aus und genieße freudige, auch schmerzhafte Ereignisse, und bleibe immer auf meinem ganz eigenen Weg.

Ich finde einen Partner, der mich auffangen kann und mir trotzdem meine Würde lässt. Wir verehren uns gegenseitig, sind aber im-

mer beide dabei im Einklang mit unserem Selbst. Wir verlangen von uns gegenseitig nur das, was uns wachsen lässt und stützen uns gegenseitig – verstehen uns, können im Einklang sein, leben aber dennoch unsere eigenen Fähigkeiten und Wünsche. Wir teilen, was wir teilen können und behalten, was wir nicht teilen können.

Wir erfahren reine Liebe durch einander, nehmen uns in unserem Sein an. Wir entwickeln uns beide in der gleichen Geschwindigkeit, so dass immer ein ausgeglichenes Kräfteverhältnis bestehen bleibt. Wir stützen und ergänzen uns auf wunderbare Weise und erleben immer wieder Neues, lassen uns ein auf Überraschungen, haben spielenden und ernsten Umgang miteinander, können uns austauschen, müssen aber nicht. Wir leben miteinander statt füreinander und behalten die Freiräume, die wir brauchen.

Ich lerne aus der Vergangenheit und behalte alles Gute bei – ich bin das Kind, das Menschlein, das in mir steckt, und darf mich nun selbständig entfalten.

Empfindlichkeit

23. Juni

Ganz entgegen meiner sonstigen Gewohnheit fällt es mir jetzt morgens am leichtesten zu schreiben.

Bisher bevorzugte ich für Kopf-Arbeiten eher die späten Nachmittags- oder Abendstunden bis in die Nacht hinein. Jetzt bin ich morgens am geöffnetsten. Beim Aufwachen ist ja sowieso der erste Gedanke Konstanze, Stanzi.

Ich versuche dann manchmal Träume zurückzuholen, was mir meist nicht gelingt (dann waren sie auch nicht so wichtig, sage ich mir). Im Dösen gehen mir Gedanken durch den Kopf, sortieren sich zu Sätzen. Nach dem Aufstehen würde ich am liebsten nichts anderes tun als mich abkapseln und schreiben.

Aber da ist ja noch Roland, der Wärme braucht und gibt, das Frühstück, das meist er bereitet, die Post, nötige Einkäufe oder Erledigungen, Telefonanrufe, die mich zum Teil völlig aus dem inneren Gleichgewicht bringen, wie zum Beispiel heute:

Anfänglich dreht sich das Gespräch um eine ganz andere, formelle Sache, dann die Frage: »Und wie geht's Ihnen?« – »Nicht so besonders gut.« – Erstaunt: »Ja, warum?« – Stutzen meinerseits, dann: »Wissen Sie nichts?« – »Wovon?« – »Dass unsere Konstanze gestorben ist.« – »Ja, doch, Frau X. hat es mir kürzlich erzählt. Ach, ich fühle ja so mit Ihnen!« Und dann eine lange Abhandlung über Selbstmord im Allgemeinen und im Besonderen.

Da ich ja nun aus eigener Erfahrung um die Empfindlichkeit Trauernder weiß, fallen mir bei solchen Gelegenheiten auch eigene Sünden ein – war ich denn immer Trauernden gegenüber feinfühlig genug?

Bei einem Familientreffen zum Beispiel fragte ich eine Base Rolands, die ich momentan mit ihrer Schwester verwechselte, wie es ihrem Mann ginge. Ich sehe noch den ungläubigen, fragenden Ausdruck in ihrem Gesicht vor meinem inneren Auge. Denn ihr Mann war damals seit anderthalb Jahren schon tot. Dieser schlimme Faux Pas geht mir bis heute nach.

Zwei Träume

25. Juni 1997

Ich träume zur Zeit viel, aber es sind eher Traumfetzen, Minimalträume; so auch heute gegen Morgen:

Da träumte ich viel vom Schreiben; dass ich schreiben müsse, um nichts von Stanzi verloren gehen zu lassen; dass ich viel mehr Zeit dafür bräuchte; dass ich ja schon viel geschrieben hätte, um immer, wenn ich wollte, nachschauen zu können.

Und dann folgendes Bild:

Ich kam in mein Schlafzimmer – da hingen auf Bügeln zwei Blusen am Schrank: die eine ganz schwarz, die andere bunt gemustert; nicht grellbunt, sondern in gedeckten, gebrochenen, zarten Farbtönen, doch viele verschiedene Nuancen. Das Muster konnte ich nicht so recht erkennen, aber es war lebhaft, von reicher Ornamentik.

Ich wachte dann auf, und während des Erwachens kam mir die Erinnerung an einen früheren Traum. Ich träumte ihn vor über dreieinhalb Jahren, schrieb ihn damals in mein Tagebuch und las ihn auch immer wieder, weil ich ihn als sehr wichtig und beglückend empfand.

Tagebuch – 28. Nov. 1993

Traum

Wir waren irgendwo angekommen. Eine Bekannte wollte uns (= mir und einigen nicht personifizierten Leuten) den Platz zeigen, wo sie angefangen hatte, ein neues Haus zu bauen. Wir gingen lange, bis wir zu einer Gärtnerei kamen, und ich erwartete Grün darin. Aber alles war öde und pflanzenlos, wie frisch umgebrochen, auch um den Hausplatz herum, unfreundlich, tot. Die Räume des Untergeschosses seien vielleicht schon fertig, wir sollten hineingehen. Innen weite, leere Räume, alles fast wie ein Labyrinth, und irgendwie keine gute Atmosphäre. Wie würden wir wieder hinausfinden?

Wir kamen in einen Zentralraum, von dem aus viele Gänge und Türen nach allen Richtungen führten – aber welche(r) führte hinaus ins Freie? Ich wusste es nicht, und Probieren war nutzlos, man musste gleich den richtigen Ausgang finden, sonst war man gefangen; und irgendwie gab es hier auch böse Mächte, die einen halten wollten.

Mich überfiel ein Gefühl der höchsten Gefahr. In dem Zentralraum war auch ein Fenster, das riss ich auf, und da sah ich auf einen Platz mit vielen Leuten. Rettung? Ich rief laut um Hilfe: »Holt mich, Hilfe!« – Die meisten reagierten gar nicht, einige hoben den Kopf, schauten herauf und wandten sich gelangweilt wieder ab – kein Zeichen irgendeines Mitgefühls –, von dort war keine Hilfe zu erwarten, das wurde mir ganz klar. Also auf mich allein gestellt!

Ich machte eine Tür auf, lief auf einen Gang hinaus und sah in ein riesiges Treppenhaus, mit breitem Treppenauf- bzw. -abgang. Da hinunterzukommen bedeutete die Freiheit, den Ausgang nach draußen. Nur kamen auf der rechten Seite des Treppenaufgangs in dichter Folge Gestalten herauf, die Verkörperung des Bösen ... Sie würden mich nicht vorbeilassen, würden mich zurückhalten.

Da gab mir jemand – ein Mann wie mein früherer Lehrer Dr. Erich R. – einen Stapel zusammengelegter Oberhemden, die lebhafte Muster trugen, mit der Weisung, zu erzählen, immerfort, was ich auf einem von ihnen sähe, die Treppe auf der anderen Seite hinunterzugehen, direkt an den bösen Gestalten vorbei, und nicht aufzuhören zu erzählen.

Ich tat das, wählte das zweitoberste Hemd, das voll war mit Pflanzen und Figuren in der Art des javanischen Schattentheaters, erzählte und redete und flog dabei – ja, ich schwebte geradezu, die Füße berührten nicht den Boden – das Treppenhaus hinunter, ohne dass mich irgendjemand – links von mir, nach oben gehend, war ja die Gefahr – auch nur zu bemerken schien geschweige denn aufzuhalten versuchte. Ganz glücklich kam ich unten an, war im Freien, den Stapel Hemden immer noch bei mir, und da betrachtete ich sie alle nun genauer, nicht nur das zweitoberste: Es gab verschiedene Muster und Farben, aber allen Hemden gemeinsam waren Muster von Lebendigem: menschliche Figuren, Pflanzen, Ranken oder Tiere.

Die Deutung dieses Traumes ist mir ganz klar: Aus dem unfreundlichen, dunklen Haus der Trauer, der Niedergeschlagenheit, der bedrängenden, gefährdenden bösen Mächte finde ich immer wieder hinaus, indem ich mir all das Lebendige, Farbenfrohe bewusst mache, das schon in meinem Leben war und noch ist, von dieser Fülle »erzähle«, mir selbst das auch immer wieder herbeirufe.

Eigentlich könnte man denken (als Märchenerzählerin würde ich es zum Beispiel so sagen), dass ich mir das Hemd hätte überziehen müssen, um unbehelligt am Bedrohlichen vorbeizukommen.

Aber ich finde es an dem Traum besonders beglückend, dass ich das Hemd nur vor mir hertragen und dann davon erzählen musste (was eine *bewusste* Wahrnehmung des Lebendigen nötig machte, einen immer wieder neuen Beitrag meinerseits fordert) und dass es nicht nur *ein* Hemd war, sondern *viele*, ich auch wählen durfte aus der vorhandenen Fülle – wenn Not ist, könnte ich auf viel mehr als das eine zurückgreifen!

Soweit der Tagebuch-Eintrag vom 28.11.93

Sehnsucht nach ruhiger Zeit

29. Juni 1997

Mein Schreibfieber, dieser unwiderstehliche Drang, Gedanken zu Papier zu bringen, hat sich nun gelegt, das Fieberthermometer ist gesunken. Geblieben ist eine große Sehnsucht nach ruhiger Zeit, in der ich das, was in wirrer Folge in vier Schreibblocks steht, sichten, ergänzen, ordnen, ins Reine schreiben kann.

Vorher genügten Minuten zwischendurch, um schnell etwas »wegzuschreiben«. Jetzt bräuchte ich Stunden am Stück, um mich einzufühlen, um aus all den Fragmenten, den Stichworten, den Einzelpassagen zwar nicht ein Ganzes, aber doch wenigstens ganze Teile zu machen.

Die Urne

MONTAG, 30. JUNI 1997
(Geschrieben am Abend der Beisetzung
von Thomas' Urne in Stanzis Grab)

Seltsam, Roland und mir ist heute etwas leichter zumute, nachdem wir beide gestern in schwer depressiver Stimmung waren, seelisch und auch körperlich völlig »down«.

Wir waren gestern nach Gottesdienst und Abendmahl, die wir an diesem Sonntag aber mehr als vorgegebene kirchliche Form denn als Entlastung oder Trost empfunden hatten, zum Friedhof gegangen: das letzte Mal zu Stanzis alleinigem Grab. Ab morgen würde noch ein Holztäfelchen neben dem ihrigen stehen, mit einem anderen Namen darauf. Längst begraben geglaubter Hader kam doch wieder hoch.

Wir waren beide todunglücklich, saßen noch eine Weile auf der Bank mit Blick zum Grab, rafften uns dann mühsam auf und gingen.

Heute nun eher die Entlastung: Es ist etwas zu einem Abschluss gekommen. Wir waren eine kleine Gruppe: der Bestattungsunternehmer mit der Urne, Thomas' Eltern und Schwester, Roland und ich, Stanzis Patin Johanna, Thomas' »Kunsthalle«-Kollegin Susanne, Thilo, Katrin mit Anna Lena, Stefanie, Leonie, Jürgen.

Zu Füßen Konstanzes wurde die Urne versenkt, Jürgen, der Theologe, hielt die kurze Ansprache.

In ihr enthalten war auch folgendes Gedicht von Mascha Kaléko:

Vor meinem eignen Tod ist mir nicht bang,
Nur vor dem Tode derer, die mir nah sind.
Wie soll ich leben, wenn sie nicht mehr da sind?

Allein im Nebel tast ich todentlang
Und lass mich willig in das Dunkel treiben.
Das Gehen schmerzt nicht halb so wie das Bleiben.

Der weiß es wohl, dem Gleiches widerfuhr;
Und die es trugen, mögen mir vergeben.
Bedenkt: den eignen Tod, den stirbt man nur,
Doch mit dem Tod der andern muss man leben.

»Das Gehen schmerzt nicht halb so wie das Bleiben« – so seltsam es klingt, dieser Satz gab mir Trost, wenn ich an Konstanzes Tod dachte – für sie wäre der Schmerz unerträglich gewesen, wenn sie noch lebend von Thomas' Tod erfahren hätte.

»Und die es tragen, mögen mir vergeben.« – »Verzeiht mir«, schrieb sie.

Nach dem Segen standen wir noch lange stumm am Grab, dann fuhren wir alle zu uns in die Wohnung, zum Kaffeetrinken. Ich hatte einen Hefegugelhopf gebacken, und beides tat jetzt gut.

Dabei erfuhren wir in Gesprächen mit Thomas' Eltern auch noch einiges mehr über ihn. Unter anderem hatte er ihnen gegenüber geäußert, dass er sich in unserer Familie immer wohl gefühlt habe. Wir selbst waren da ja nicht so sicher gewesen und etwas vorsichtig, um ihm nicht das Gefühl zu geben, wir wollten ihn zu sehr vereinnahmen.

Gute Gespräche gab es auch mit Johanna, Stanzis Patin, die ja mit ihrem früheren Mann Ähnliches erlebt hatte wie Stanzi jetzt mit Thomas. Er starb etwa im gleichen Alter wie dieser. Auch sie habe geglaubt, meinte sie, mit ihrer Liebe diesen Menschen retten und auf sicheren Grund zurückführen zu können. Nur habe sie damals das Scheitern ihrer Mühen nicht mit dem Leben bezahlt wie Stanzi, sondern vorher noch den Schnitt – auch bei sich selbst – machen können.

Trauern

Ende Juni 1997

Gemeinsam zu trauern macht manches leichter – und es macht manches schwerer. Kein Mensch ist gleich wie der andere, und keine Form der Traurigkeit ist gleich wie die andere.

Ich las dieser Tage in einem Zeitungsbericht, dass viele Ehen nach dem Verlust eines Kindes zerbrächen, einer Studie aus Amerika zufolge dort sogar 75 Prozent! Mich wundert das nicht mehr.

Der Grund: Vater und Mutter trauern verschieden; verschieden lang, verschiedenartig.

Meine Traurigkeit bräuchte viel Alleinsein, Zeit für Spurensuche – aber ich schaffe es einfach nicht, den nötigen Frei-Raum und die nötige Frei-Zeit dafür zu bekommen und bin etwas unglücklich darüber. Und ich weiß, dass ich Roland derzeit nicht die Hilfe und Nähe geben kann, die *er* bräuchte, und das bekümmert mich auch.

Traum

2. Juli 1997

Wir waren im Schlafzimmer. Roland saß zusammengekauert im Bett, nicht auf dem Bett, nicht unter dem Bett, sondern mittendrin, das Bett hatte irgendwie keinen Boden.

Er kauerte da, mit hochgezogenen Knien, fast wie ein Kind im Mutterleib, mit todtraurigem Gesicht. Sah aus wie der ganz junge Mann von früher, als ich ihn kennen lernte. Ich dachte noch: »Wie dünn der geworden ist, so viel hat er doch nach Stanzis Tod nicht abgenommen!« Er tat mir leid, aber ich wusste nicht wie helfen. Da plötzlich legte er sich auf den Boden, Zuckungen durchliefen seinen Körper. Danach lag er still.

Einem anderen jungen Mann hinter mir geschah dasselbe.

Da beugte ich mich über Roland, zusammen mit einer anderen Frau, die auch voll Mitleid war – ich erkannte sie als seine verstorbene Mutter –, wir sahen uns an und sagten: »Jetzt geht es ihm besser, er wird sich erholen.«

Beim Aufwachen dachte ich: »Da ich ihn nicht genügend trösten kann, hat mein Unterbewusstsein seine Mutter zu Hilfe gerufen.«

Der Friedhof

Er ist wirklich ein Ort des Friedens, der Waldfriedhof in N. Einerseits naturbelassener Wald mit hohen, schönen Bäumen, kleine Wiesenstücke dazwischen, und andererseits überall die vielen Blumen und Grabsteine. Es wird an diesen Ort viel Liebe nachgetragen.

Abseits vom Verkehrsgetriebe herrscht hier auf dem Hügel Stille – oder in der frühen Sommerszeit der zwitschernde Gesang der Vögel. Eichhörnchen tummeln sich bei den Bäumen, und wenn man Glück hat, kann man ab und zu einen Feldhasen zwischen den Gräbern hoppeln sehen.

Der Friedhof ist uns inzwischen zu einem vertrauten Ort geworden. Nach Stanzis Begräbnis zog es uns jeden Tag dorthin, manchmal sogar zweimal täglich, obwohl wir uns bewusst waren, dass dies nur symbolische Bedeutung haben konnte – ihr Leib liegt zwar da, aber sie ist hier nicht. Inzwischen genügt es uns, jeden zweiten oder dritten Tag dort zu sein.

Der Waldfriedhof war uns auch zuvor nicht fremd. Es herrscht hier eine so wohltuende Atmosphäre, dass wir ihn manches Mal durchwanderten und dabei die Gräber uns lieber Menschen besuchten, die ein Stück unseres Lebens mit uns gegangen waren. Wenn wir jetzt durch den großen Friedhof gehen, wählen wir immer wieder andere Wege, lesen auf den Grabsteinen immer mehr vertraute Namen.

Auf einem Gräberfeld unter alten Bäumen vereint die Grabstätten einiger meiner Lehrer, die prägend für mich waren: die Philologen Dr. Lieselotte P., Dr. Walter H. und Dr. Erich R. – sein Deutschunterricht in der letzten Klasse vor dem Abitur ist mir unvergessen; der Biologe Dr. Hermann K., und nun seit September 1997 auch mein Religionslehrer Dekan Heinz D. Sie alle hatten ein erfülltes, langes Leben gehabt.

Dann kommen wir auch noch an anderen Gräbern vorbei – junge Menschen liegen dort. Wir kennen ihre Eltern.

Ich muss an ein Wort denken, das ich jüngst gelesen hatte: »Der Tod der Eltern bedeutet Verlust von Vergangenheit, der Tod eines Kindes bedeutet Verlust von Zukunft.«

Und ich muss daran denken, wie Stanzi vor nicht allzu langer Zeit, nach einem Gespräch über meine Auseinandersetzung mit dem Altern, zu mir sagte: »Mir wurde auf einmal bewusst, dass du irgendwann einmal nicht mehr da sein wirst. Daran hatte ich noch nie gedacht – du hast halt immer dazugehört. Und da erschrak ich sehr.« Nun bin ich noch da – sie aber nicht mehr ...

Ich denke an die Eltern von Dorothea, die im Alter von 9 Jahren bei einem Verkehrsunfall ihr Leben verlor; und an die Eltern von Steffen, der nach langer Krankheit mit 22 Jahren doch unerwartet plötzlich starb.

Ich denke an die Eltern von Martin, der aufgrund seiner angeborenen Körperbehinderung nur drei Jahre alt wurde; und an die Eltern von Ulrich, der im Alter von 30 Jahren ums Leben kam.

Ich denke an die Eltern von Felicitas, deren langjähriges Leiden im 25. Lebensjahr zu ihrem Tod führte; und an die Eltern von Melanie, die mit 25 Jahren an Leukämie starb.

Ich denke an die Eltern von Oliver, der 28-jährig im Meer seinen Tod fand; und an die Eltern von Frank, der mit 18 Jahren bei einem Autounfall sein Leben lassen musste.

Und ich denke sehr an die Eltern von Friederike, mit denen uns ganz neu die Gemeinschaft im Leid verbindet: Sie starb am 2. Mai 1997 35-jährig kurz nach der Geburt ihres zweiten Kindes.

Es wird mir erst jetzt bewusst, da ich sie alle vor meinem inneren Auge vorbeiziehen lasse, wie viele uns persönlich bekannte Elternpaare diesen bitteren Weg schon vor uns gegangen sind.

Alle diese Mütter und Väter mussten einen Abschied durchleiden, jede ihren und jeder seinen eigenen.

Es ist schwer und schmerzlich, wenn das Abschiednehmen sich über lange Zeit hinzieht; und es ist schwer und schmerzlich, wenn der Abschied jäh und unerwartet kommt.

Beim ersten sieht man die dunklen, drohenden Gewitterwolken schon lange am Horizont aufziehen, hofft vielleicht noch im Geheimen wider alle Vernunft, sie möchten vorbeiziehen, weiß aber im Grunde doch, dass sie kommen werden mit all ihrer Unheilswucht. Schmerz, Angst und Liebe halten sich die Waage bei diesem Abschiednehmen, von dem man nicht genau weiß, wie lange es dauern und wann es endgültig sein wird.

Beim zweiten bricht der Hurrikan herein ohne Vorwarnung, trifft einen unvorbereitet mit voller Wucht, zerstört, und ehe man sich's versieht, steht man vor den Trümmern dessen, was einem lieb war. Ein Schock – und jetzt erst kommt das Abschiednehmen, und dieses braucht im Nachhinein die lange Zeit, die ihm vorher nicht vergönnt war.

Wer könnte da aufrechnen, wer könnte sagen, was schwerer ist!

Das Grab

Statt das Leben teilen Konstanze und Thomas nun ein Grab miteinander.

Es befindet sich im lang gezogenen Feld mit den liegenden Steinen, vom Friedhofshaupteingang aus ist der Weg ungefähr 400 Meter lang. Das Ende des Weges führt direkt auf das Ehrengrab der Stadt für den Maler und Bildhauer Fritz Ruoff zu; die schöne Stele darauf, ein Werk von ihm, sieht man von weitem, auch von Konstanzes Grab aus. Es ist ein schöner Platz, abgeschirmt durch Büsche, im Frühsommer blühen daneben wilde Vergissmeinnicht; er würde ihr so auch gefallen haben.

Roland und ich sind am Pfingstsonntag, drei Tage vor ihrer Beerdigung, statt zum Gottesdienst auf den Friedhof gegangen, haben uns umgesehen bei den freien Stellen zwischen den alten Gräbern; wir wussten, dass sie in diesem alten Teil des Friedhofs einen freigewordenen Platz bekommen würde.

Konstanzes Grab liegt nun zwischen zwei über 20 Jahre alten Gräbern. Auf der einen Seite hat eine Anna, auf der anderen Seite eine Berta ihre letzte Ruhestätte gefunden. Beider Geburtsjahr liegt noch im letzten Jahrhundert. Zwischen den Großmüttern Anna und Berta gut aufgehoben: Irgendwie ist dieser Gedanke beruhigend.

Als wir am Beerdigungstag, dem 21. Mai, gegen Abend noch einmal zum Friedhof gingen, da war das offene Grab, das wir verlassen hatten, zu einem wunderschönen Blumenhügel geworden: Kränze und Schalen, in der Mitte das große Gebinde, mit dem der Sarg geschmückt gewesen war; der ganze Sommer war darin vereint, es war eine bunte Blütenvielfalt von Rot-Gelb-Orange-Creme-Weiß. Die roten Rosen dominierten, so hatten wir es bestimmt. In der Familie hatten wir ja schon früher darüber gesprochen, dass wir alle einmal nicht in einem prunkvollen Sarg-Möbelstück beerdigt werden wollten, sondern im schlichtesten Sarg, den es gäbe – aber mit vielen schönen Blumen darauf.

In der folgenden Zeit gingen wir beinahe jeden Tag zum Grab, und fast immer hatte sich dort etwas verändert, war Neues dazugekommen:

- eine goldene Fasanenfeder steckte in der Erde; am Tag danach wiegten sich auf dem Hügel noch zwei Pfauenfedern im Wind;
- eine Rose lag zwischen den Kränzen, ein Topf blauer Hortensien stand daneben.
- besonders rührend ein Kränzchen aus Haribo-Bonbons, das sich in den Folgetagen allerdings immer mehr auflöste oder von Tieren angeknabbert wurde; nur das goldglänzende Metallherzchen zwischen den Bonbons liegt bis heute noch dort;
- rote Rosenblüten ohne Stiele auf die Erde gedrückt;
- viele Sträuße und Sträußchen: Gerbera, Rosen, Stiefmütterchen, Wiesenblumen; Blumenstöcke;
- ein Brief, in Cellophan verpackt; zwei kleine behauene Stein-Stelen, die leider nach einiger Zeit gestohlen wurden;
- ein dunkelroter Rosenstrauß in einer wunderschönen Vase, durch Kies im Inneren beschwert, dass sie nicht umfallen kann; sie steht auf der Mitte des Grabhügels. Seit der Strauß verblüht ist, bringt Roland oft eine einzelne Rose mit, meist eine rote, die er in den Kies der Vase stellt, mit Grün drum herum. Sie leuchtet aus der Mitte des Grabes heraus.

Vor Dresden

4. Juli 97

Ich will nicht fort, alles in mir sträubt sich. Aber ich muss. Morgen.

Wir hatten diese Studienreise schon seit langem gebucht, bevor all das andere über uns hereinbrach. Wir hatten uns darauf gefreut, weil Dresden und seine Umgebung, wo Roland nur einmal kurz, ich noch nie gewesen war, schon lange auf unserer Reisewunschliste stand. Und nun würde sogar ein Freund von uns diese Studienreise führen, da er in der Nähe Dresdens geboren und aufgewachsen war. Sein Vater hatte dort eine Fabrik besessen, die im Jahre 1952 enteignet wurde. Die Familie war dann in den Westen gezogen. Nun werden wir seine alte Heimat kennen lernen. Roland und er verstehen sich gut, vor allem auch in Sachen Technik, beide sind ja Ingenieure, sie ergänzen sich bestens.

Roland wird diese Reise gut tun, da bin ich sicher. Mir vielleicht auch? Bis jetzt habe ich dieses Gefühl nicht; ich kann mich nur schwer von hier trennen, von meiner Aufgabe, dem Puzzlespiel. Jeden Tag bisher hat es mich begleitet, habe ich es begleitet, einmal mehr, einmal weniger intensiv. Niemand – außer Roland – weiß davon.

Niemand weiß, was für ein wichtiger Bestandteil meines Lebens dieses Schreiben und Ordnen ist. In den letzten Tagen habe ich auch endlich einmal genügend Zeit dafür gehabt.

Und nun Pause. Ich werde es vermissen.

Und ich werde den Anblick all der Dinge vermissen, die mich an Stanzi erinnern, sie für mich immer präsent sein lassen: ihre Bilder, ihre Skulpturen, ihre Schrift; das große Foto von ihr, aus dem sie so heraussieht, wie sie leibte und lebte; sie hatte es uns vor zwei Jahren geschenkt. Es steht nun gerahmt auf dem alten, von Oma geerbten Nähtischchen zwischen Esszimmer und Wohnzimmer, wo wir oft vorbeikommen. Ich spreche dann manchmal zu ihr, streichle über ihr Gesicht, weiß, dass das nur eine symbolische Handlung ist, weine.

Was macht mir das Gehen so schwer? Habe ich Angst, die Absolutheit meines Schmerzes zu verlieren? Ist er mir so etwas Kostbares? Meine ich, eine Ablenkung täte mir nicht gut? Eventuelle triviale Gespräche könnte ich nicht ertragen?

Ich weiß es nicht genau, weiß nur, dass es mir sehr schwer fällt, mich von hier zu trennen.

Aber es ist ja nur für eine Woche. Dann komme ich zurück.

Der Schmerz

»Der Schmerz ist ein heiliger Engel, und er hat Menschen weitergebracht als alle Freuden der Welt.«

Dieser Spruch von Adalbert Stifter begleitet mich seit meinen Jugendtagen. Ich habe seine Wahrheit schon oft erfahren, aber noch nie so stark und intensiv wie jetzt.

In etwas anderen Worten sagte das auch Konstanze, in einem Brief an ihren Bruder Thilo vom 26. Februar 1992: *»Wenn man den Schmerz auszuklammern versucht, wird auch die Freude ›gekappt‹ – möglicherweise so weit, dass gar kein Empfinden mehr möglich ist – ich kenne das gut ...«*

SAMSTAG, 5. JULI

Nach der langen Fahrt Ulm – Nürnberg – Bayreuth – Hof – Zwickau – Dresden zum Hotel in Pesterwitz. Begrüßung, Zimmer beziehen, Spaziergang zu zweit ums Viereck vor dem gemeinsamen Abendessen mit der Gruppe:
»Wir haben heute noch gar nicht von Konstanze gesprochen ...«
»Ich habe die ganze Zeit an sie gedacht.« »Ich auch.«

SONNTAG, 6. JULI

Fahrt nach Dresden zur Altstadt mit Bus und Straßenbahn. Unser Freund kennt sich aus, ist hier zur Schule gegangen bis zum Abitur, seiner Führung merkt man den persönlichen Bezug an.

Es ist alles sehr interessant: Zwinger, Semperoper, Hofkirche, Schloss, Albertinum mit Grünem Gewölbe, die Brühlsche Terrasse am Elbufer, darunter die Kasematten, die verschiedenen Kirchen, Kleinodien der Barockbaukunst und -kultur. Dazwischen in der Innenstadt viele leere Plätze oder, schlimmer noch, seelenlose Großgebäude in Plattenbauweise.

Dresden, die verbrannte Stadt, die seither nur noch wie ein – zwar geschmückter – Krüppel weiterlebt.

Das andere wegdrücken, bis es doch wieder hinterrücks kommt: Ich merke mir den Weg, den wir beim Umsteigen von Straßenbahn auf Bus zurückgehen müssen und sage: »Dort bei der Litfaßsäule und beim Bestattungshaus müssen wir rechts.« Sofort bemerke ich den Freud'schen Versprecher, Roland auch. »Bekleidungshaus« steht da.

MONTAG, 7. JULI, MORGENS

Was tagsüber weggeschoben wurde, meldet sich nachts: Träume mit Fetzen von all dem Gewesenen um Stanzi, Übereinanderschichtungen, die das Aufwachen wieder zur Qual werden lassen.

MONTAG, 7. JULI, ABENDS

O Stanzi, Stanzi, was hast du uns da zugemutet! Manchmal bekomme ich doch noch so etwas wie einen Groll.

Einmalig schöne Landschaft, der Fluss ein breites geschwungenes Band – ich finde kein besseres Bild –, das Elbsandsteingebirge, ein Wunderwerk der Natur; Burgen und Schlösser; Feste Königsstein, die Manifestation menschlichen Sicherheitsbedürfnisses.

Ich staune, nehme auf – aber über allem liegt der Grauschleier ... Bunte Ansichtskarte mit schwarzem Trauerrand – nichts passt mehr zusammen.

DIENSTAG, 8. JULI

Wir sprechen nicht von Konstanze. Die Gruppe weiß nichts; der Freund und seine Frau kümmern sich besonders liebevoll um uns. Er hat die Reise mit großer Sorgfalt vorbereitet; durch alles, was er sagt und erklärt, scheint die Liebe zu seiner ersten Heimat. Mir wird bewusst, dass er hier auch Trauerarbeit leistet, besonders heute, als wir im ehemaligen Besitz seiner Familie eine Führung bekommen: Einst ein großes Werk mit 600 Beschäftigten, jetzt nur noch 34 Beschäftigte in einem kleinen sanierten Trakt, in dem früher auch die Wohnräume der Eigentümerfamilie lagen. »In diesem Zimmer wurde mein Vater geboren«, sagt er zum Beispiel, und: »Hier bin ich aufgewachsen.«

Der weitaus größere Teil der Fabrikgebäude und -höfe ist in schlechtestem Zustand, dem Verfall preisgegeben.

Nachmittags fahren wir von Schloss Pillnitz aus die Elbe mit dem Schaufelraddampfer flussabwärts bis Dresden – einfach schön. Der Freund sagt zu mir, diese Fahrt habe er vor allem Roland zuliebe mit ins Programm hereingenommen – dieser ist auch von der Technik des alten Schiffes mindestens so hingerissen wie von der herrlichen Gegend.

Es ist gut, dass wir ein so dichtes Programm haben, dass wir zu bestimmten Zeiten abfahrtbereit (ob mit Auto, Bus, Straßenbahn oder Schiff) sein müssen, dass wir in der angenehmen Gruppe gut aufgehoben sind. Es wäre viel schwerer, eigene Entscheidungen treffen zu müssen. So schwimmen wir mit.

Wenn ich dazwischen immer wieder an Stanzi denke, so kommt mir ihr Nicht-mehr-da-sein so unwirklich vor. Wir waren ja in den letzten Jahren oft verreist gewesen, ohne dass sie dabei war. Wenn wir dann heimkamen, sahen wir sie irgendwann wieder.

Du wirst in die Nächte vertrieben, Stanzi. Tags habe ich keine Zeit für dich. Da fahren wir durch die Stadt mit Bus und mit Bahn oder gehen zu Fuß an zum Teil herühmten Häuserzeilen entlang, besuchen Museen mit allerlei Ausstellungen, kehren ein, essen sächsische Spezialitäten – ich futtere mir das verlorene Gewicht wieder an; fahren mit der ältesten Schwebebahn Deutschlands hinauf zum Aussichtspunkt über Dresden, fahren zurück zum Hotel, sitzen dort und warten aufs Abendessen, und ich versuche krampfhaft, etwas small talk zu machen. Ab und zu ist sogar ein Lacher drin. Wenn dann von den Galgenteichen beim alten Zinnwerk gesprochen wird, wo wir morgen hinfahren, so zucke ich nur noch innerlich zusammen.

DONNERSTAG, 10. JULI

Noch einmal ein schöner, erlebnisreicher Tag: Erzgebirge mit alter Windmühle in Possendorf; Altenberg mit Museum »Alte Zinnwäsche« und »Pinge« (Abbaukrater); Mittagspause im urigen Gasthof »Raupennest«, Fahrt mit der »Bimmelbahn« zum Kahlen Berg, Rundblick, unter anderem auf besagte Galgenteiche. Das Waldsterben ist sichtbar, zum Teil ragen nur noch kahle Stämme und Äste in die Landschaft, Aufforstung wird versucht mit langnadligen amerikanischen Nadelholzarten und scheint zu gelingen.

Fahrt zum Bahnhof Kipsdorf, dort in der Nähe das »Café Stanzel«, in das wir nicht mit hineingehen, dann Abfahrt mit der Dampf-Schmalspurbahn durchs Tal der Roten Weißeritz; zuerst vorbei an blühenden Bauerngärten, an nach geschnittenem Heu duftenden Wiesen; mit Gebimmel über Feldwege und kleine Straßenübergänge, an zwei Seen entlang, durch lichte Wälder mit Wogen von weißblühenden Astilben am Rand, und dann durch eine wildromantische Schlucht, wie von Moritz von Schwind gemalt, mit dem gerölligen Gebirgsbach der Roten Weißeritz, den das geschäftig ratternde Zügle einige Male über kleine Brücken quert; am Ausgang der Schlucht ein großes, herrschaftliches Haus mit der Aufschrift »Villa Waldfrieden«; nur dessen halbverfallener Zustand reißt das Trugbild entzwei, wir befänden uns am Anfang und nicht am Ende dieses Jahrhunderts.

Roland stand die ganze Zeit auf dem altertümlichen Perron direkt hinter der Lok, ich nachher auch, als es durch die Schlucht ging, mit bittersüßen Gefühlen. Wie schön war das alles, wie hätte ich mich noch vor einem Vierteljahr uneingeschränkt daran freuen können!

Nun das Bewusstsein, dass *ich* das alles erlebte, mit meinen Sinnen aufnahm, und Konstanze, die viel Jüngere, so etwas nie mehr würde erleben können. Sie hatte ja – im Vergleich zu manch anderen jungen Leuten – noch so wenig von dieser Welt gesehen gehabt. ... Eine Weile stellte ich mir vor, sie stünde jetzt neben ihrem Vater auf der Plattform, und die beiden würden sich miteinander an dem geschäftigen Treiben der Lokomotive und den kleinen Wundern drumherum ergötzen.

FREITAG, 11. JULI

Dresden und seine Umgebung bzw. diese Reise in der liebenswürdigen Gruppe haben mir geholfen, immer wieder auch die Bluse mit den farbigen, lebendigen Mustern zu sehen, nicht mehr nur die schwarze.

Traumstücke

12. JULI

Seit gestern Abend sind wir wieder daheim. Ich träumte viel in der vergangenen Nacht.

Ein Traumstück: Ich befand mich am Heck eines schneeweißen Mercedes: Darauf standen die Überschriften von dem, was ich noch schreiben wollte. Als der Wagen sich in Bewegung setzte, fuhr ich hinterher.

Später kam ich zu einem Brunnen; dieser sah aus wie eine hohe Röhre mit zirka einem Meter Durchmesser, durchsichtig wie aus Plexiglas, gefüllt mit sehr klarem Wasser. Ich schaute von oben hinein und sah auf dem Grund kleine schwarze Lettern, fortlaufend zu einem Schriftbild. »Das ist Stanzis Geschichte«, wusste ich, »die sie selbst geschrieben hat; wenn ich lange genug hier oben stehe, kann ich sie lesen.«

Brahms-Nacht

12. Juli

Brahms-Nacht in N. – Roland und ich nahmen ab 21.30 Uhr an diesem Ereignis teil. Zuerst hatten wir nur zu dem Mitternachtskonzert mit geistlicher Musik in der Stadtkirche gehen wollen, doch dann rief Bezirkskantor Dr. Konrad K. an und sagte, dass die Kantorei und er beschlossen hätten, uns eine Generalkarte zukommen zu lassen, die zum Eintritt in alle Veranstaltungen – nach Wahl – berechtigt. Das war fürwahr ein großes Geschenk!

Für uns begann die Konzertnacht in der Kreuzkirche mit dem Streichsextett Nr. 1 B-Dur op 18; dann hörten wir um 22.30 Uhr am selben Ort die Kantorei und Solisten mit Brahms-Liedern, die ja meist Liebeslieder sind und, von einigen Neckliedern abgesehen, fast alle traurig enden. Die Kantorei unter ihrem Dirigenten Konrad K. sang die romantischen Lieder differenziert und fein ziseliert – ich freute mich vor allem an der leuchtenden Reinheit der Sopranstimmen. Zu Anfang der Proben waren Roland und ich ja auch noch mit dabei gewesen.

Und dann – meist im Duett mit der angenehm warmen Bariton-Stimme von Thomas Möller – die von Mal zu Mal ausdrucksvoller werdende Sopranstimme Silke Kaisers, mit einer mühelosen, innigen Leichtigkeit und einer großen Ausstrahlung.

»Es steht ein ›Lind‹ in jenem Tal. Ach Gott, was tut sie da? Sie will mir helfen trauern, trauern, dass ich mein Lieb verloren hab.

Es sitzt ein Vöglein im Gezweig. Ach Gott, was tut es da? Es will mir helfen klagen, klagen, dass ich mein Lieb verloren hab.

Es fließt ein Bächlein durch das Tal. Ach Gott, was tut es da? Es will mir helfen weinen, weinen. Dass ich mein Lieb verloren hab.« (Volkslied um 1550)

Schön in seiner Schlichtheit, und ungemein passend für uns, aber fast nicht auszuhalten. Mir kam der Ausdruck »schlicht und ergreifend« in den Sinn, und das ausnahmswseise einmal nicht ironisch – mir wurde klar, wie sehr diese aus dem Volk kommenden Liederdichter diesem »aufs Maul« (frei nach Luther) und ins Herz geschaut hatten.

Dann gingen wir zur Stadtkirche; Roland und ich suchten aneinander Halt Arm in Arm, und plötzlich hängte sich bei ihm noch Gretel ein, bei mir Ingrid, die anderen Kantoreimitglieder waren um uns; es war schön zu spüren, dass wir zu dieser Gemeinschaft dazugehörten.

In der Stadtkirche dann nochmals eineinhalb Stunden Brahms-Musik. Ich war schon vorher aufgewühlt, nun verstärkte sich das noch: Tausende von ungeweinten Tränen liegen wie ein Ring um mein Herz, sprengen mir fast die Brust. Ein paar davon steigen auf, rinnen die Wangen herab.

Roland beugt sich in einer Pause zu mir herüber, flüstert mir ins Ohr: »Du schnaufst so laut, man hört es!« O Gott ! – Ich hatte das selbst überhaupt nicht bemerkt.

Nun achte ich darauf, nehme mich noch mehr zusammen, im wörtlichsten Sinn, der Druck ist schier unerträglich: »O Tod, wie bitter bist du ...« (aus »vier ernste Gesänge« für Bariton und Klavier).

Alles durch die Dresdenreise Zurückgestaute ist nun wieder da.

Außenwelt und Innenwelt

Sonntag, 13. Juli

Heute bin ich ausfällig geworden: Hubert und Alice sahen wir das erste Mal »danach« persönlich und wurden daher noch nach Einzelheiten gefragt. So gut wir konnten, erzählten und erklärten wir. Dann Fragen, vor allem zu Thomas, die auch wir nicht beantworten konnten.

Als wir über die Art seines Todes sprachen, hieß es: »Oh wie schrecklich, das muss ja für die Leute im Hotel furchtbar gewesen sein. So viel Blut, wenn man sich das vorstellt! Das ist nicht schön ...« Ich fuhr auf: »Nichts ist an der ganzen Sache schön ... und jetzt hört bitte auf damit!«

Verschreckt taten sie das, aber Hubert stellte trotzdem noch Fragen, auf die es keine Antwort gibt: »Warum ist sie nicht zu euch gekommen!?«, und: »Wenn sie sich nicht so auf Thomas versteift hätte, hätte es doch sicher noch einen anderen Mann für sie gegeben?!«

Vielleicht weil mich diese Fragen selbst immer wieder überfallen hatten und ich sie dann jedes Mal als nicht relevant verwerfen musste, reagierte ich so wütend: »Diese Wenn- und Warum-Fragerei ändert jetzt überhaupt nichts mehr!«

Nachher entschuldigte ich mich für mein Aufbrausen: »Wisst ihr, das ist so, wie wenn in eine offene Wunde gegriffen wird, da kommt ganz von allein ein Aufschrei.«

Ganz vorsichtig fragten sie danach an, ob es wohl dann für uns auch nicht zumutbar sei, ein Video anzusehen von einem Familientreffen von vor zwei Jahren, bei dem auch Thomas und Stanzi dabei gewesen waren. – Doch, wir würden das gerne sehen.

Wir ertragen es gut, über Stanzi zu sprechen, wie sie war und was sie uns oder anderen war, auch Fotos oder Filme von ihr anzusehen.

Aber wir ertragen es nicht gut, immer wieder dem Entsetzen über die spektakulären Umstände von Stanzis und Thomas' Tod standhalten zu müssen, und immer wieder Fragen an uns gerichtet zu hören, auf die es keine Antwort gibt.

Ich weiß, dass es schwierig ist, mit Trauernden umzugehen, dass die Unsicherheit groß ist, wie man ihnen begegnen soll. Ich versuche manchmal, mich in die anderen hineinzuversetzen. Sie haben es wahrhaftig nicht einfach. Ich versuche, ihnen den Umgang mit mir so leicht wie möglich zu machen. Und ich nehme fast nichts wirklich und auf Dauer übel. Ich hoffe und bitte, dass sie es auch mir nicht übel nehmen, wenn ich derzeit meist Ehrlichkeit vor Höflichkeit walten lasse und offen sage, was mir gut oder nicht gut tut.

AM MORGEN DANACH

Ich bin wieder in ein Loch gefallen und sitze nun ganz unten. Die eigentlich wohltuenden Unternehmungen der letzten Zeit haben meine Reserven aufgebraucht:

die Dresdenreise, welche die Trauer vor sich herschob;

die Brahms-Konzerte, wunderbar, aber meine Gemütskraft stark strapazierend;

der Besuch bei Menschen, mit denen wir uns im Grunde gut verstehen, deren Lebensgefühl, im Nachklang an ein gelungenes Fest zu Recht fröhlich, wir derzeit aber nicht teilen können und deswegen dort auch nur »funktionierten« oder sogar unhöflich wurden.

Lissy, die auch in unserer Stadt wohnt und der vor einem Jahr Ähnliches wie uns widerfahren war, sagte nach der Beerdigung zu mir:

»Es kommt noch schlimmer ...«, und dann, als wir uns einige Wochen später wieder trafen, nochmals: »Du wirst sehen, es wird noch schlimmer ...« Ich wehrte mich innerlich: »*Noch* schlimmer? Das ist nicht möglich!«

Inzwischen verstehe ich, was sie meinte, und ich weiß, dass es wahr ist. Es wird immer wieder anders schlimm.

Derzeit ist es so, dass mir alles trost- und sinnlos vorkommt, selbst das Schreiben. Woher kriege ich neue Kraft?

Ich muss nun eine Weile – selbst um den Preis, dass ich wohlmeinende Menschen, die mir lieb sind, vor den Kopf stoße – jede Zerstreuung meiden, Sammlung, Ruhe haben, bei mir selbst und bei meiner Zwiesprache mit Konstanze sein können.

Mein wirkliches Leben spielt sich derzeit in der Innenwelt ab, nicht in der Außenwelt.

Wie eine Blume vergehen

18./19. JULI

Seltsam, was für Gedanken einen plagen können! Seit ein paar Tagen überfällt mich immer wieder die Vorstellung, wie es wohl unter dem Hügel des Grabes aussehen mag, wie schnell der Verfall (des Sarges und des Leibes) vor sich geht, in welchem Stadium er wohl jetzt ist.

Auf einmal kann ich verstehen, warum so viele Menschen ihre Lieben einäschern lassen. Das ist eine klarere Sache.

Und trotzdem entscheide ich mich innerlich – auch für mich selbst später einmal – für das erstere. Denn die Symbolbilder des Weizenkorns und der Blumen stehen vor mir: »Wenn das Weizenkorn nicht in die Erde fällt und erstirbt, bleibt es allein; wenn es aber erstirbt, bringt es viel Frucht.« (Joh.12) und: »Es wird gesät verweslich und wird auferstehen unverweslich« (1. Kor. 15), und die Aussage aus Jakobus 1 über den Menschen: »Wie eine Blume des Grases wird er vergehen.«

Ich weiß, dass ich das Quälende dieser Vorstellungen werde ablegen können, und dass das Tröstliche daran bleiben wird.

Die Blume ist geknickt und verwelkt, aber ihr Da-Sein war einmal schöne Wirklichkeit.

Konstanze, die Rosen so liebte, stelle ich mir in ihrer frischen Jugend von 27 Jahren vor: als eine halbgeöffnete, zartduftende Rose – so wie wir sie im letzten Jahr ihrer Erdenzeit erlebt haben. In unserer Erinnerung wird sie nicht altern. Über uns werden die Jahre hingehen, über Roland und mich, über Stefanie und Thilo, über alle die anderen, die unsere Wege begleiten. Die Spuren des Älterwerdens werden uns alle zeichnen – auf *unseren* Tod hin zu. Jedoch die Bilder, die wir von Konstanze in uns tragen, werden nie älter sein als 27 Jahre! Kinderbilder, frühe Jugendbilder, und das am stärksten verankerte leuchtende Bild einer auf besondere Art schönen jungen Frau mit großer Ausstrahlung.

Lebensziele

»Ich möchte eine gute Frau und eine gute Mutter werden« – so einer der letzten Einträge in Konstanzes Tagebuch 1996. Bescheidene Ziele! Bescheidene Ziele??

Wenn man sich's recht überlegt, sind sie so bescheiden, so »spießbürgerlich« gar nicht, wie manch eine(r) vielleicht zuerst denken mag.

Was bräuchte denn unsere so kompliziert gewordene Welt zuvörderst? – Gute Mütter! – Mütter, die ihren Kindern Geborgenheit geben, Vertrauen möglich machen. Sie dazu befähigen, Verantwortung zu übernehmen, Enttäuschungen auszuhalten, ohne gleich in das tiefste Loch zu fallen; damit sie dieser Welt voller Hektik, Ungeborgenheit, Ellbogentaktik, Lüge und Heuchelei, dieser Welt voller Einzelkämpfer gegenübertreten können, sie aushalten können und sogar mit ihrer kleinen Kraft versuchen, sie etwas zu verbessern ... Ich rede hier nicht allein dem Beruf – und es ist einer! – der »Familienfrau« das Wort. Frauen, die einen bezahlten Beruf ausüben, können ebenso gute Mütter sein; ich bin weit davon entfernt, hier eine bestimmte Lebensart für Frauen zu propagieren, das wäre dumm und vermessen.

Auch bei Konstanze war ja da noch ihre Kunst – als Lebensziel. Sie lag – aus äußeren Zwängen – in den letzten Monaten fast brach, aber sie wäre wieder zum Durchbruch gekommen, früher oder später, denn Kreativität lässt sich auf die Dauer nicht zurückdrängen.

Wir alle in der engeren Familie sind kreative Menschen, auf diese oder jene Art. Phantasie ist für uns ein Lebenselixier. Konstanze war auf künstlerischem Gebiet die Feinfühligste, die Begabteste von uns. Diese Begabung, mit der ja auch immer der innere Impuls zur Entfaltung einhergeht, auch auszuleben – die Zeit dafür wäre wieder gekommen.

Thilo, unser Sohn, mit dem wir früher oft im Clinch gelegen waren, wenn es um Lebens- oder Alltagsfragen ging, sagte uns später einmal: »Ihr habt uns nicht alle Steine aus dem Weg geräumt, aber ihr habt uns Lebensenergie mitgegeben.« Das war für uns das höchste Lob und eine große Entlastung.

Für Konstanze hat diese Lebensenergie, die wir ihr mitgeben konnten, nicht ausgereicht, um sie nicht in, sondern über den Abgrund springen zu lassen, der sich an diesem 14. Mai vor ihr auftat.

Als Roland diesen letzten Satz von mir las, war er nicht einig damit. »Konstanze hat uns ja nicht nur einmal gesagt, dass sie viel Lebensenergie habe – für sie selbst hätte sie gereicht.« Er gebrauchte ein Bild: Zwei Schwimmer weit draußen im Meer. Es kommt ein Sturm, kommen hohe Wellen. Sie schwimmen dem Ufer zu ... Der eine kann nach einer Weile nicht mehr, gibt auf. Die andere hätte noch die Kraft, allein das Ufer zu erreichen, aber sie will den Gefährten nicht im Stich lassen, gebraucht den Rettungsgriff und zieht ihn mit sich weiter, dem rettenden Ufer zu, das zu erreichen sie verzweifelt hofft. Aber für beide reicht ihre Kraft nicht aus. Sie gehen miteinander unter.

Weinen

21. Juli

Die vergangene Woche war gut für mich: Montag, Dienstag und Freitag Schwimmen und Schreiben; am Mittwoch »Mutterdienst« abends und am Donnerstag Chorleitung im Altersheim – die erste wieder seit Mitte Mai –, wo mir viel Liebe und Mitfühlen entgegenschlug.

Ein wenig Kraft tanken – ich brauchte sie dringend. Denn am Sonntag dann der gefürchtete – und bisher hinausgezögerte – Gang als Abschluss der schwierigsten Dinge in dieser so traurigen Geschichte: der geführte Weg zu der Stelle, wo Konstanze starb. Wieder eine gegangene Wegmeile auf der Straße der Schmerzen ...

Ich weine viel. Roland leidet auch körperlich; seine Haut schreit den Schmerz hinaus: Er ist am ganzen Körper mit roten Flecken übersät, die jucken und brennen. Die Haut spannt und fühlt sich an manchen Stellen glühend heiß an, wenn ich die Hand darauf lege.

»Cry, Sigrid, cry«, so sagte unser norditalienischer Freund Vittorio, ein Mann Mitte der 70, voller Lebensweisheit und Bildung, auch der des Herzens. Und er erzählte, wie er den Tod seines Vaters erlebt hatte: sehr gefasst, auch am Grab hatte er Haltung bewahrt; er glaubte sich so stark, diesen Verlust ohne nach außen gezeigte große Gefühle zu bewältigen. Und dann sei es passiert: Als er während einer Fahrt auf der Autobahn seines Vaters gedachte, da seien die zurückgestauten Emotionen wie ein Dammbruch über ihn gekommen – er habe gerade noch den Wagen auf einen zum Glück nahe gelegenen Parkplatz lenken können, und dort habe er der Sturzflut seiner Tränen endlich freien Lauf gelassen.

Die Menschen, die nicht weinen können, haben es schwer mit ihrer Trauer. Oder: sich nicht zurückziehen können, um zu weinen, ist auch schlimm. Die paar Tränen, die trotz Zurückkämpfens dann doch ab und zu aufsteigen, erleichtern nicht sehr. So bin ich dankbar, dass wir nun ein paar Tage hatten mit »Programm« und viel Zeit für uns selbst, auch zum Weinen.

Er hat seinen Engeln befohlen über dir ...

Dies ist Konstanzes Taufspruch aus Psalm 91. Es wird viel von Engeln geredet und geschrieben in letzter Zeit, sie werden – wieder? – mehr in unser Leben einbezogen.

Ich glaube an ihre Existenz, als Boten Gottes, als Mittler zwischen der diesseitigen und der jenseitigen Welt, manchmal auch als beschützende Wesen. Und ich glaube auch, dass Gott sie in vielerlei Gestalt zu uns schicken kann.

Wie sonst konnte es geschehen, dass der Pfarrer, zu dem Konstanze im letzten halben Jahr des Öfteren in die Kirche gegangen war; der sie am Ostersonntagmorgen beim Auferstehungsgottesdienst auf dem Friedhof als neues junges Gesicht registrierte; der neben ihr saß bei einem geselligen Frühlingsliedersingen und sich über ihre klare junge Stimme freute; dass jener Geistliche am Mittag des 15. Mai, dem Donnerstag vor Pfingsten, seinen vom Arzt verordneten täglichen Wanderspaziergang durch den Wald bei R. nahm und dort einen schmalen Pfad einschlug, den er zuerst gar nicht hatte gehen wollen, weil er von seinem üblichen abwich?

Es war ein herrlicher Maientag, er war in gehobener Stimmung und in Gedanken bei seiner Pfingstpredigt, die ja den Heiligen Geist zum Thema hatte. Und dann sah er sie. Zuerst dachte er, es stehe jemand da, denn ihre Füße hingen nur knapp über dem Waldboden. Erst beim zweiten Hinsehen erschrak er sehr. Lebte diese junge Frau vielleicht noch? Er erkannte sie nicht.

Er nahm sie um die Hüfte, schnitt mit seinem Taschenmesser das Seil durch und bettete sie auf den Waldboden; sah, dass sie tot war; sprach ein Gebet; deckte ihr Gesicht mit ihrer Jacke zu, ging und lief abwechselnd die lange Strecke bis zum nächsten Telefon, von wo aus er die zuständige Esslinger Polizei benachrichtigte.

War es ein Zufall, dass gerade er sie gefunden hatte? Was wäre gewesen, wenn lange niemand zu jener abseits gelegenen Stelle im Wald gekommen wäre? Die Stuttgarter Polizei suchte ja woanders.

Roland und ich glauben nicht, dass es Zufall war, in des Wortes banalem, beliebigem Sinn. Doch wir glauben, dass es ein Zu-Fallen war. Wer ließ wem was zufallen? Es gibt sicher mehrere Antworten auf diese Frage.

Wir sehen es als eine Gnade Gottes an, dass es so gekommen ist; dass er einen Mann zu seinem Boten machte, der sich selbst vielleicht gar nicht so empfindet, der vielmehr schwer an dem Erlebten zu tragen hatte. Oder: dass Er ihn von seinem – oder ihrem – Engel auf eben diesen Weg führen ließ?

Am Sonntag, dem 20. Juli, kamen wir zu dem Mann, der Konstanze gefunden hatte, in den Gottesdienst; konnten anschließend mit ihm sprechen, und er ging mit uns zu der Stelle im Wald, wo es geschehen war. Es war ein gutes und klares Gespräch zwischen uns, hilfreich für beide Seiten. Roland und ich erhielten Trost und innere Hilfe besonders durch einen Satz, den er sagte – und vor allem dadurch, dass er ihn nicht uns zuliebe, sondern aus eigener innerer Überzeugung heraus sehr ernst und nachdenklich aussprach: »Ich habe dort im Wald die Erkenntnis gewonnen, dass auch ein solcher Tod im Frieden geschehen kann.«

Traumbild

29. /30. JULI

Das sandfarbene Auto, in welchem ich auf dem Beifahrersitz saß, hatte einen Frontalzusammenstoß mit einem Auto gleicher Farbe. Es krachte nicht einmal besonders laut, der Zusammenstoß erfolgte in Zeitlupe. Dann war Stille. Auch ich blieb ruhig – dachte nur verwundert: »Ich lebe ja noch!« Verletzt musste ich ja wohl sein, aber bevor ich registrieren konnte, wo, wachte ich auf.

Immer wieder anders schlimm

3. AUGUST

Lissy hatte recht: Es ist immer wieder anders schlimm, anders schrecklich: Die anfängliche unmittelbare und übergroße Betroffenheit ist gewichen, vor allem natürlich bei den Menschen um uns herum. Ihr Alltag, ihre Sorgen, ihre Freuden sind für sie wieder in den Vordergrund gerückt, wo sie ja auch hingehören. Der Arm des kleinen Diktators reicht nicht mehr bis zu ihnen. Roland und mich hat er dafür noch um so fester im Griff, um so unbarmherziger in seiner Gewalt! Mal sind seine Strafen härter, mal etwas milder ...

Roland beklagt meine mangelnde Präsenz. Ich bin oft »nicht da«, obwohl ich äußerlich funktioniere. Zu Anfang musste ich immer wieder ihren Namen rufen, ihn ein-klagen. Nun muss oder kann ich das nicht mehr, aber mir ist, als entferne sie sich immer weiter von mir, als stünde ich nun doch noch in Gefahr, vor Schmerz zu versteinern wie Lots Frau.

Und dann wieder gibt es Zeiten, in denen alle inneren Schleusen geöffnet sind, und ich kriege sie nicht wieder zu. Ich versuche das zu überspielen, aber es ist schwierig für mich, mit anderen Menschen gesellig zusammen zu sein, so wie zum Beispiel gestern Abend mit den Geschwistern: Es gibt nichts, was im Moment für mich »dran« wäre! Andauernd über Stanzis Tod zu reden tut nicht gut, alles ist ja bereits gesagt; nicht oder fast nicht über sie zu reden tut auch nicht gut, da komme ich mir vor wie zerteilt, wobei ein Teil von mir weit weg ist. Und ich komme mir vor, als ob ich ihr Unrecht täte, sie verraten würde.

Wieder einmal loslassen lernen! Wie oft noch? Stillhalten ... Da meldet sich das Aufbäumen. Es kann noch niemand von mir so viel Loslassen fordern – hier nicht und dort nicht!

Traum

6./7. AUGUST

Heute Nacht wollte mich jemand umbringen, im Traum, ein Mann, mit dem ich freiwillig in einen unteren Raum eines Gebäudes gegangen war. Eine andere kleine Gestalt war auch dabei, aber nicht personifizierbar, ob Kind, ob kleiner erwachsener Mensch? In dem Raum waren Regale mit Büchern oder ähnlichem an der Wand, aber in der Mitte weder Tisch noch Stühle. Wir wollten irgendetwas miteinander besprechen, das war wohl der Zweck des Hinuntergehens. Der Mann war mir nicht besonders sympathisch. Er trug einen dunklen Anzug.

Unten merkte ich bald, dass er nichts Gutes im Schilde führte, dass er vorhatte, mich umzubringen. Ich machte keinen Versuch zu fliehen. Als er schließlich auf mich losging, wehrte ich mich, spürte aber gleich, dass ich keine Chance gegen ihn hatte, dass meine Kräfte zu schwach waren. Immer war die kleine Gestalt dabei, aber völlig passiv. Als der Mann zum letzten Schlag ausholte, begann ich fürchterlich zu schreien – hörte aber gleich auf damit, als Roland mich beruhigte.

So schrecklich aufgewühlt – bis ins Wachen hinein, wie bestimmte frühere Träume – hat dieser Traum mich erstaunlicherweise nicht. Was er im einzelnen zu bedeuten hat, ist mir bis jetzt nicht ganz klar.

NACHTRAG, 8. FEBRUAR 1998

Heute Morgen erinnerte ich mich wieder an diesen Traum von vor einem halben Jahr. Und da fiel es mir plötzlich wie Schuppen von den Augen: Mein – freiwilliges – Hinabsteigen in die untere Welt, in mein Unterbewusstsein, mit meinen Erinnerungen und Schmerzen des Todes; die Bücher und Ähnliches an den Wänden: all das Geschriebene, das ich hervorgeholt, mit dem ich mich umgeben hatte: von Stanzi, von mir, von anderen. Und nirgends ein Stuhl, ein Tisch zum Ausruhen – langes Stehen fällt mir ja auch in Wirklichkeit sehr schwer; kein Mittelpunkt, aber Platz für den »Kampf«.

Dass mich dann meine Erinnerungen und meine Schmerzen mehr überwältigten, als ich erwartet hatte, dass ich »keine Chance« gegen sie hatte, das verwundert mich im Nachhinein nicht.

Die kleine Gestalt, zwar passiv, doch immer da; gar nicht mächtig wirkend, aber präsent – ich war nicht ganz allein.

Und vor dem letzten Schlag, der mich vernichtet hätte, wurde ich errettet durch das Aufwachen.

Wichtiges Gespräch

12. AUGUST, 5 UHR MORGENS

Das Gespräch mit Ehepaar B. gestern hat uns noch einmal tief aufgewühlt. Es war wichtig für uns. Wir hatten darum gebeten, sie besuchen zu dürfen, denn wir wollten sie gerne kennen lernen und fühlten uns auch in ihrer Schuld: Frau B. hatte Konstanze ja am 15. Mai identifizieren müssen; sie hatte uns das quasi abgenommen. Stanzi hatte mir ja in einem Brief vom November 1996 geschrieben, dass dieses ältere Ehepaar im Friseurgeschäft wie Eltern für sie sei. »Weißt du, ich schätze es sehr, von vorhergehenden Generationen zu lernen.«

Wir fanden bestätigt, was Konstanze uns von dem Ehepaar erzählt hatte, der »Draht« zueinander war gleich da. Wir konnten gut verstehen, dass Stanzi zu ihnen Vertrauen gehabt, sich in ihrer Gegenwart wohl gefühlt hatte.

Als wir ihnen berichteten, was Konstanze Positives über sie gesagt und geschrieben hatte, war die Reaktion: »Aber wir haben doch gar nichts Besonderes getan, wir waren halt so wie immer.« Eben. Aufs Sein kommt es an.

Wir bekamen auch noch einmal bestätigt, dass Konstanze wirklich nichts von Thomas' Fortgehen am Morgen des 14. Mai geahnt hatte. Am Telefon hatte mir Frau B. schon vor einiger Zeit erzählt, dass Konstanze sie an besagtem Morgen darum gebeten hatte, zum Ohrenarzt gehen zu dürfen, sie habe solches Ohrendrücken. Sie war dann von 10.00 bis 11.15 Uhr weg. Ich dachte damals daran herum, ob sie die Ohrenschmerzen nicht vielleicht als Vorwand benutzt hatte, um – statt zum Arzt – heimzugehen und nach Thomas zu sehen.

Aber sie war wirklich – mit ihrem Fahrrad vom Geschäft aus – in der Ohrenarzt-Praxis gewesen. Frau B., der das alles auch keine Ruhe ließ, hatte Konstanzes Arztbesuch bestätigt bekommen, als sie sich nach ihrem Tod in der Praxis dort erkundigte.

Dann war Konstanze wieder ins Geschäft zurückgekommen, hatte weitergearbeitet, und erst in der regulären Mittagspause fuhr sie – mit dem Fahrrad – heim. Und fand den Abschiedsbrief.

Am 1. September 1996, als sie in H. zu arbeiten anfing, und am 1. Oktober, als sie dann ihre kleine Wohnung bezog, da war sie ja noch allein. Als dann Thomas über Weihnachten und Neujahr bei ihr war und daraufhin am 8. Februar 1997 endgültig bei ihr einzog, hatte sie das Frau B. erzählt und hinzugefügt: »Man muss nur etwas ganz fest wollen, dann schafft man das auch.«

Schon damals – nach der Einsicht, dass Weiterstudieren keine Lösung auf Dauer sein konnte – war Thomas gefährdet gewesen, sie hatte ihn wieder einmal aufgefangen, das erzählte sie uns. Und so glaubte sie wohl: Wenn sie es nur von ganzem Herzen und mit aller ihrer Liebeskraft wolle, so schaffe sie das auch noch andere Male.

Haarschnitte

MITTE AUGUST 97

Wie froh bin ich jetzt, dass wir mitgegangen sind, am Montag, dem 10. März 1997!

Stanzi wollte an diesem Tag mit einer Kollegin zusammen zu einem Fortbildungs-Haarschneidekurs nach K. fahren. Beide brauchten dafür »Modellköpfe«, jemand, der seinen Kopf hinhielt zum

Haare lassen. Als sie mich und Roland fragte, waren wir zuerst nicht so sehr begeistert, die Sache kam uns etwas umständlich vor; aber dann sagten wir ihr doch zu und holten die beiden ab zur Fahrt zum Salon nach K. Stanzi wollte mir, ihre Kollegin Roland die Haare schneiden.

Wir bereuten unser Mitgehen dann in keinerlei Hinsicht: Erstens bekamen wir beide kostenlos einen prima Haarschnitt; zweitens war es auch für uns Laien hochinteressant, die ganz verschiedenen Modelle – wir waren bei weitem die ältesten – und die sie »bearbeitenden« jungen Friseure und Friseurinnen zu beobachten. Eine ganz spezielle Schnitt-Technik aus England war angesagt, bei welcher die Haarsträhnen zum Schneiden in einem bestimmten Winkel zwischen die Finger genommen werden, und zwar für die verschiedensten Frisuren, Kurz- oder Langschnitt. Der Meister ging von einer zum anderen, ließ sich erklären, wie und warum die oder der Schneidende dies oder jenes tue, bestätigte oder korrigierte. Die ganz verschiedenen Ergebnisse ließen sich dann wirklich sehen!

Ich war das Anschauungsobjekt für naturgewelltes Haar, bei dem beim Schneiden nicht nach den sonstigen Regeln vorgegangen werde dürfe, sondern dem natürlichen Fall der Haare nachgegangen werden muss, was Einfühlungsvermögen erfordert.

Und das hatte Stanzi! Viele ihrer Freundinnen, Freunde oder Bekannten, die sich die Haare bei ihr hatten schneiden lassen, waren glücklich mit der neuen Frisur. Sie konnte ein Gesicht erfassen, sehen, was als Rahmen dazu passte, sich in Menschen einfühlen; ihre Kreativität kam auch da zum Tragen.

Als sie noch in Stuttgart arbeitete, hatte sie einmal im Friseursessel vor sich eine Frau Anfang der Vierzig sitzen, mit wildem Wuschelhaar, die vor kurzem von einem mehrjährigen Aufenthalt aus Afrika zurückgekommen war. Sie wollte nun einen modernen, ziemlich kurzen Haarschnitt haben. Stanzi kam mit ihr ins Gespräch; sie erzählte uns später: »Ich habe gespürt, dass die Seele dieser Frau noch nicht ganz nachgekommen war; ich durfte ihr nicht einen modernen 0815-Schnitt machen, sondern habe versucht, ihr Haar so zu schneiden, dass es nicht alle seine natürliche Wildheit verlor und sie sich nachher nicht fremd damit vorkommen musste.«

Am nächsten Tag kam diese Frau noch einmal in den Salon, um Konstanze ein Extra-Trinkgeld von DM 20.– zu bringen.

An eine andere kleine Geschichte aus ihrer Friseurinnen-Zeit erinnere ich mich, obwohl sie nicht direkt hierher gehört: Als sie noch Lehrling war und gewiss nicht üppig bei Kasse, da erzählte sie mir beiläufig einmal, wie sie einem jungen Mädchen, das Mitlehrling war, ihr Trinkgeld eines ganzen Tages gegeben hatte. »Es war ihr so wichtig, ins Kino zu gehen, für das sie im Moment kein Geld hatte. Da habe ich ihr die 15.– DM gegeben. Ich komme auch ohne sie aus.«

Stanzi wirkte beim Schneiden und Frisieren oft etwas zaghaft, war das wohl auch: Sie litt darunter, etwas langsamer als andere zu sein (die wohl weniger nachdachten?) –, vermittelte den Eindruck, als ob sie sich ihrer Sache nicht ganz sicher wäre, obwohl nachher alles stimmte.

So auch an jenem Montag in K. Ich fragte: »Bist du immer so zart?« Und dann erschrak ich über die Wirkung meiner Worte. Sie kämpfte mit den Tränen, ging dann weinend hinaus – eine peinliche Situation –, kam nach einer Weile wieder. Ich sagte, und meinte es ernst: »Es tut mir so leid, wenn ich dir wehgetan habe.« Und später: »Ich dachte, es sei besser, wenn ich dir sage, was andere vielleicht denken. Es gibt der Kundin ein sichereres Gefühl, wenn du etwas bestimmter zugreifst – du kannst deine Sache ja!«

Ich wusste ab da, dass ich ihren wunden Punkt getroffen hatte, den sie selbst schon lange kannte: »Sich nicht gut verkaufen können ...«

Beim nächsten Telefonat mit Stanzi sagte ich ihr: »So gut wie jetzt sind meine Haare noch kaum einmal geschnitten gewesen, sie fallen wunderbar.« Und das stimmte, stimmt bis heute.

Sonst gehe ich so etwa alle 10 Wochen zu meiner Friseurin zum Haarschneiden. Ich gehe gern dorthin, weil ich mich in der Atmosphäre des kleinen Salons wohlfühle und meine Haarpracht in guten Händen weiß. Stanzi hat sie mir selten geschnitten, die Entfernung war einfach zu groß.

Doch nun habe ich den nächsten Friseurbesuch Woche für Woche hinausgeschoben; meine Haare wurden immer länger, eigentlich zu lang für die Hitze des Sommers. Aber ich brachte es einfach nicht fertig, das, was noch Stanzis »Werk« war, herzugeben.

Mit einer Freundin sprach ich darüber, sie verstand mich vollkommen und erzählte mir ihre Erfahrung: Als ihr Mann gestorben war, ließ sie ihre Haare wachsen, bis zum Pferdeschwanz – und ich wunderte mich damals, weil ein burschikoser Kurzhaarschnitt, den sie inzwischen wieder trägt, viel besser zu ihr passt. Sie sagte: »Weißt du, ich brachte es nicht fertig, die hinausgewachsenen Haare schneiden zu lassen, denn über die hat er ja noch gestreichelt.«

So weit hatte ich damals nicht gedacht. Es sind Dinge, die erst so ganz einsichtig werden, wenn man selbst trauert.

Für morgen habe ich mich zum Haarschneiden angemeldet. Oft schaue ich heute in den Spiegel.

Vierteljahrestag

15. August

Heute ist ein Vierteljahr vergangen seit Stanzis Tod. Schon? – Erst? – Beides passt. Der Zeitbegriff ist irreal, das Zeitgefühl irrational geworden, ändert sich laufend.

Gestern noch, am Tag, war Abstand da, war alles seltsam ferngerückt, sprachen Roland und ich lange darüber wie von etwas Vergangenem. Heute Nacht war alles wieder ganz nah, stürzten die Gedanken und Gefühle wie ein wildes Heer über mich her, mischten sich auf der Grenze zwischen Schlafen und Wachen surreale Traumbilder mit bewusstem Wahrnehmen.

Und dennoch fühle ich mich nach dem Aufwachen nicht ganz so gerädert wie in zurückliegender Zeit, kann dem neuen Tag ins Auge sehen.

Zwei Träume

16. August, morgens

Heute gegen Morgen habe ich von Stanzi geträumt: ein schöner und zugleich angsterfüllter Traum. Seine Bilder waren weit vielschichtiger, als ich sie jetzt aufschreiben kann.

Sie hatte uns – Thilo, Stefi, Roland und mir – eröffnet, dass sie sich am Abend dieses Tages das Leben nehmen würde, und wir wussten, dass dies sehr ernst zu nehmen war.

Zuvor aber spielte sie noch in einem Theaterstück mit, das irgendwo in einem Park stattfand. Die Zuschauer saßen um Tische herum im Freien, die Bühnen – es waren mehrere – befanden sich in einem offenen Theaterhaus.

Mit zauberhaften, anmutigen Bewegungen spielte sie ihre Rolle, an verschiedenen Stellen der Bühnen, in verschiedenen Kostümen, die licht und schön waren; sie sah dabei aus wie als junges Mädchen mit etwa 18; der Regisseur war hinter der Bühne, nicht sichtbar, aber man merkte, dass sie seinen Anweisungen genau folgte. Ich kann mich nicht erinnern, dass sie sprach, sie tanzte ihre Rolle vielmehr, mit ausdrucksvollen Körperbewegungen. Sonst spielte niemand mit in dem Stück.

Ich sah zuerst stehend zu, dann – in einer Pause – ging ich zu einem der Zuschauertische, an dem ich vor einiger Zeit schon einmal gesessen war, und begrüßte zuerst die darum Herumsitzenden mit Handschlag: eine alte Frau und einen alten Mann, meine Studienzirkelfreundinnen – Margret ist mir noch besonders in Erinnerung – und sonst noch ein paar Leute. Der Tisch war gut besetzt, aber sie rückten zusammen, so dass ich auch noch einen Platz bekam. Dann äußerten sie sich sehr lobend über meine jüngste Tochter, wie zauberhaft und schwerelos sie sei. Ich dachte: »Oh wenn ihr meine Sorgen um sie wüsstet!«, und: »Ich kann doch nicht nochmal ein Kind verlieren, ich habe doch schon eines verloren!«

Dann suchte ich Stanzi, fand sie und nahm sie ganz einfach in den Arm. Wir saßen da lange Zeit, sie drückte ihren Kopf an meine Brust, machte sich ganz klein, ich umfing sie mit beiden Armen wie in einer Mandorla und umhüllte sie mit meiner Liebe. Wir sprachen nicht, saßen nur lange so da. Ich dachte nur immer: »O Kind, warum meinst du sterben zu müssen, du hängst doch am Leben und kannst den anderen noch so viel geben. Vielleicht änderst du noch deinen Sinn?«

Dann war Stanzi wieder fort, und ich machte mich auf die Suche nach ihren Geschwistern, Stefanie und Thilo. Ich fand sie beide in einem Saal sitzen, bei anderen Leuten. Sie waren bei der ersten Theatervorstellung nicht dabei gewesen. Ich winkte Stefi, sie solle herauskommen. Sie und ich gingen eine Strecke miteinander, bis wir schmutzige, lehmige Schuhe hatten, und ich erzählte ihr alles, was ich bisher an diesem Tag mit Stanzi erlebt hatte – wir meinten beide, dass doch noch ein wenig Hoffnung bestünde, und überlegten, was wir tun könnten.

Nun, am Nachmittag sollte der zweite Teil der Aufführung sein, die Leute warteten schon ungeduldig auf Stanzi. Stefi und ich vertrösteten, sagten, wir würden nach ihr ausschauen, gingen auf dem Weg, den sie kommen musste (sie war in der längeren Mittagspause weiter weggegangen) und sahen sie von Weitem. Und zugleich sah ich sie dann vergrößert wie durch ein starkes Fernglas: im dunklen Jogging-Anzug trabte sie daher, ich sah deutlich ihr Gesicht; sie machte ganz konzentriert irgendwelche Atem- oder Sprechübungen mit dem Mund. Und dann auch Körperübungen, unter anderem eine, bei der ich dachte: »Ach, nun muss sie in ihrem Stück auch noch fechten!«

Das alles spielte sich vor der Kulisse eines Schlosses ab. Dann war die Vergrößerung weg, Stanzi ja noch weit entfernt. Stefi und ich sprachen darüber, da sie ja so intensiv ihre Rollen mit Leben fülle, vielleicht ließ sie sich doch noch von ihrem Entschluss zu sterben abbringen.

Darauf wandten wir uns um und gingen unseren Weg zurück, weil wir den anderen sagen wollten, dass Stanzi bald käme und das Stück weiterginge; wir mussten in dem Park das Schloss suchen, das die nächste Kulisse sein würde.

Auf unserem Weg dorthin noch ein kleiner Zwischenfall: Uns dreien – Leonie war inzwischen auch dabei – kam ein kleiner Dampfzug entgegen, machte einen Schlenker und pustete Stefi von hinten an, ihre weiße Bluse war am Rücken dann ganz mit rußschwarzen Flecken übersät.

Wir gingen zügig weiter, dem Schloss zu, in Erwartung Stanzis und im Gespräch, in dem die Hoffnung schwang, Stanzi würde am Abend des Tages den Willen haben, sich nicht umzubringen – und wie wir ihr vielleicht helfen könnten. Und dann wachte ich auf, und augenblicklich war die Erkenntnis da: »Sie hat es ja schon getan!«

16. August, abends

Dieser Traum hat mich sehr aufgerührt und den ganzen Tag lang begleitet. »Ich kann doch nicht nochmal ein Kind verlieren, ich habe doch schon eines verloren!« – an der Bedeutung dieses wörtlich so geträumten Satzes, der ja in der Realität nicht zutrifft, rätselte ich lange herum, bis sie mir langsam klar wurde: Der wirklich durchlittene Verlustschmerz ist so stark in meiner Seele verankert, dass auch meine Traum-Hoffnung ihn nicht wegnehmen konnte.

17. August, morgens

Heute Nacht schlief ich sehr schlecht und unruhig, wachte immer wieder auf. Und immer wieder träumte ich das gleiche kurze Bild: ein alter, verblühter Rosenstrauch, der abgehauen werden sollte. Ich setzte mich dafür ein, dass ein paar Triebe stehen blieben, denn ich wusste, sie würden neue Blüten treiben. Ich sah das deutlich vor meinem inneren Auge.

Im Gegensatz zu dem bewegten Handlungstraum letzte Nacht war dies ein stagnierendes Traumbild: Die ganze Nacht befasste ich mich mit dem Rosenstrauch – oder er sich mit mir.

Der Weg der Trauer

»Der Weg der Trauer ist ein langer Weg«, schrieb uns eine Freundin, die uns auf diesem harten Weg ein Stück weit voraus ist. Man kann die Trauer nicht einfach hin und wieder am Wegrand abstellen, sie lässt sich nicht abschütteln, sie ist ständige Begleiterin.

Lissy, die in einer therapeutisch begleiteten Selbsthilfegruppe war, erzählte aus der Erfahrung vieler Betroffener: Das erste Jahr nach dem Verlust eines Kindes sei für das Weitergehen im Leben ein »verlorenes Jahr«, in dem Sinn, dass alles stagniere. Es beruhigt und tröstet, diese Bestätigung zu bekommen.

Im Verhältnis zu unseren Mitmenschen heißt das: Wir sind noch nicht so weit, dass wir einfach zur Tagesordnung übergehen können! Deshalb halten wir uns – noch – von anderen Menschen etwas ferner als sonst, auch von Freunden. Denn bei uns ist derzeit das Interesse verkümmert an den Dingen des alltäglichen Lebens, die um uns herum ihren Lauf – näher oder ferner – nehmen. Auch die Freude liegt brach. Wir möchten uns anderen nicht zumuten, denn wir sind zur Zeit von innen heraus weder gute Gastgeber noch gute Gäste.

Wo viele Menschen zusammenkommen – Großgeburtstage, Klassen- oder Freundestreffen, öffentliche Veranstaltungen, Familientage

– gehen wir jetzt sowieso nicht hin. Auch Fernsehabstinenz gehört dazu. Im ganz kleinen Kreis gibt es ab und zu gute und wohltuende Gespräche, zu welchen zum Beispiel auch ein Telefonanruf gehörte: »Ich musste jetzt einfach mal anrufen, obwohl ich gar nicht recht weiß, was ich sagen soll. Ich kann mit dem Ganzen nicht gut umgehen ...« So ehrlich – wir unterhielten uns dann lange und intensiv.

Selten gibt es Besuche, nach denen wir uns sehr schlecht fühlen. Das sind zum Beispiel die, die meinen, gar keine Fragen stellen zu sollen, die wohl denken, durch Nichtbeachten unserer Trauer, durch Nichtbenennen des Anlasses dazu sei diese nicht existent; die selbst wie ein Wasserfall reden und reden und gar nicht merken, wie wir darunter fast keine Luft mehr bekommen, wie wir immer niedergedrückter werden.

Dann gibt es aber auch Besuche von Menschen, die uns wirkliche Begleiter sind und nach denen wir uns besser fühlen – Gott sei Dank sind sie in der Überzahl!

Das Wachsen einer guten Beziehung: Aus Briefen, Tagebüchern, Träumen

SOMMER 1997

Ich bin so aus tiefstem Herzen dankbar, dass zwischen Stanzi und mir – und auch zwischen Stanzi und Roland – kein unaufgearbeiteter Rest geblieben ist, sondern in den letzten Begegnungen nur Liebe. Wir waren »im Reinen« miteinander.

Es war nicht immer so: Wir waren in den vergangenen Jahren seit ihrer Pubertät manchmal schon im Clinch miteinander gelegen; nicht auf eine harte, aggressive Art, sondern mehr auf subtile Weise. Wir hatten nicht offen Streit miteinander, sondern sie distanzierte sich von uns beiden, besonders von mir, schätzte mich nicht, hielt mich für viel zu bürgerlich, hatte wohl auch etwas Angst vor mir: Angst, ich könnte sie zu sehr beeinflussen; Angst auch, ich würde sie nicht verstehen, nicht akzeptieren in ihrer damaligen Entwicklung, und bei mehr Nähe wäre das schmerzhaft. Familienfeiern, vor allem große, waren in einer bestimmten Zeit ein Gräuel für Konstanze: Sooo bürgerlich, sooo unnötig! Sie sprach einmal vom »Familien-Pool«. Alles, was irgendwie mit Tradition zu tun hatte, wurde als verstaubt abgetan.

So hielt sie sich fern, innerlich und äußerlich, weil sie ihr Eigenes werden wollte, nicht ein Abklatsch von mir. Das alles tat auch weh, und manchmal war ich wütend auf sie, haderte innerlich mit ihr.

Aber sie wollte und musste sich ja lösen, und als dieser schwierige, sicher für beide Teile schmerzhafte Prozess so langsam zu einem Ende kam, sagte sie einmal zu mir: »Eine Weile habe ich in dir nur das Monument Mutter gesehen und geglaubt, ich müsse darauf einhauen, es niedermachen, damit ich mich davon befreien kann, davon loskomme. Ich habe nur das Symbol Mutter gesehen und erst viel später erkannt, dass dahinter ein sensibler und verletzlicher Mensch war.«

Jede Beziehung, wenn sie lebendig ist, hat ihr Auf und Ab, ihre von mehr Nähe oder mehr Distanz geprägten Phasen. So war es auch zwischen uns. Doch die Vertrautheit und das Vertrauen wuchsen.

Zeugnisse dafür sind mein langer Brief vom 19. Februar 1995 an sie – teilweise erweitert auf meine beiden anderen Kinder – und ihre noch längere, unmittelbare Antwort darauf.

»Meine Gedichte«
Konstanze Schäfer

Es waren 21 Gedichte in einem handgeschriebenen Heftband, den Konstanze uns an Ostern 1986 schenkte.

Im Folgenden eine Auswahl daraus:

Du merkst dass du kein Kind mehr bist
Wenn du dich danach sehnst
Kindlich und naiv zu bleiben

Kinder jedoch werden immer versuchen
Ihre Kindlichkeit zu verbergen

17.10.83

Einsamkeit und
Niedergeschlagenheit
gehören eng zusammen.

Es ist jedoch besser
die Einsamkeit der Heuchelei vorzuziehen.
Ansonsten spinnst du dir selbst
ein verfängliches Netz.

Mache also den ersten Schritt zur Freiheit –
Bleib einsam …

Erst wenn du reif bist
und Erfahrungen gesammelt hast
kannst du eine Bindung eingehen.

25. 10. 83

Mein Leben ist leer
Es ist leer
Obwohl es überfüllt ist
Ich kann gar nicht mehr glücklich sein
Nur in manchen Augenblicken

Doch sie vergehen so schnell
Als Kind war ich glücklich
Ohne es zu merken

Ich merkte es erst
Als es nicht mehr so selbstverständlich war

Ich suche ...

ANFANG 84

Das Leben fängt immer wieder an
Jeder Tag ist ein Neuanfang
vergiss es nicht!
Schaue nicht zurück
sondern bereite dich auf den Weg
der vor dir liegt
vor

Die schlechten Dinge sollst du vergessen
oder daraus lernen
um wieder neu anzufangen ...
Auf's Neue ...
nocheinmal – immer wieder ...
TROTZDEM! ...

MITTE 84

Unser Leben sollte sein wie ein
KIRSCHBAUM!
Während des Wachstums
und der Entwicklung
wird alle Energie dazu verwendet
schön und gerade zu wachsen.
Aber auch Sonne Wind und Regen
tragen dazu bei
wie gesund der Baum gedeiht

Ist er dann groß genug
so trägt er Früchte.
Früchte,
die Vögel, Insekten und Menschen ernähren.

Kommt dann der Winter
so geht es ihm nicht gut.
Doch er sammelt alle Energie
um im nächsten Frühjahr
wieder in voller Blüte zu stehen
und neue Früchte zu bilden ...

So eine LEBENSKRAFT!

24.5. 84

Er steht da –
allein
verlassen
klein und nichtig
am Wegrand.

Einer kommt
er schlägt ihn
tut ihm weh
wirft ihn zu Boden.

Die andern
sie gaffen
sie lachen
sie zeigen auf ihn
den Kleinen
und Nichtigen
Sie lassen ihn liegen
zerstreuen sich ...

Die Schläge haben sein empfindliches Herz
zertrümmert.
Das Gaffen
die vielen Blicke
durchlöcherten ihn.
Die vielen Finger
die auf ihn zeigten
haben seine Seele erdrückt.

Die Einsamkeit hat ihn vernichtet
zu Grunde gerichtet
verurteilt.
Da liegt er ...

OKTOBER 84

Zeit

Zeit läuft
Zeit verrinnt vergeht.
Zeit dauert braucht verbraucht
Zeit geht verloren wird gewonnen

Was ist Zeit?

Der ständige Wechsel von
Vergangenheit Gegenwart und Zukunft ?
Das Ticken einer Uhr?
Der Umstand
der Menschen alt werden lässt?

Ja, was ist Zeit?

Man hat sie immer
aber man hat sie nicht ...
Sie rieselt unablässig wie eine Sanduhr
Sekunde um Sekunde

Stunde um Stunde
Tag für Tag vergeht ...
ohne jeglichen Gedanken
lässt man sich treiben
mit der Zeit
mit den Jahren, Jahrzehnten, Jahrhunderten
Jahrtausenden ...

Was kommt danach?
Eine andere Zeit?

11.1.85

Aus meinem Tagebuch:

2.1.85
... Ich hätte gern ein wenig mehr Zugang zu ihr. Manchmal schüttet sie mir ihr Herz aus, aber das ist selten. Es ist eine Tiefe in ihr, meist zugedeckt durch Muffigsein oder Blödelei.

9.1.85
... Stanzi ist auch sehr lieb, hat heute ohne Klagegeseufze eingekauft und mir in den letzten Tagen auch einiges über ihre Skifreizeit in der französischen Schweiz erzählt und über ihren Freund von dort, J., der – wieder mal – aus einer zerrütteten Ehe stammt. Sie hat wohl etwas an sich, das solche anzieht, die eine Seelentrösterin und zugleich etwas »Mögeliges« brauchen. Sie sagte, so lerne sie erst erfahren, wie das Leben oft wirklich sei, dass es so wie bei uns nicht das Selbstverständliche sei, wie sie bisher geglaubt hatte.

Auch ich hatte das in meinem behütenden Elternhaus lange Zeit geglaubt, viel länger als meine Kinder, es hat mir und meinem Selbstständigwerden – im Nachhinein gesehen – nicht so sehr gut getan. Deshalb versuche ich loszulassen und Verantwortung abzugeben.

30.4.85
Stanzi hat zwei Bilder gemalt: eines in Farbe, mit einem Fenster, durch das der Wind hereinbläst, und einem roten Blutband quer von oben durch den Raum; ein anderes mit Bleistift: Landschaft mit

Atompilz, daneben – im Bild drin – ein Gesicht mit traurigen Augen, todtraurig, ich musste sie lange anschauen.

Sie ist zur Zeit sehr am Gären, eine stille, zähe Gärung; manchmal auch nervtötend kindisch und albern, nicht zu stoppen; unzugänglich oft, nur auf sich selbst fixiert; furchtbar auf Äußerlichkeiten bedacht (Kleidung, Frisur: sie hat sich am Hinterkopf eine provozierende »Schachbrett«-Frisur geschnitten).

Sie ist unzufrieden mit sich und der Welt, auf der Suche nach sich selbst, hat wohl Angst vor ihrer eigenen Tiefe, die zweifellos da ist.

22.5.85
Stanzi hat mir ihre Gedichte zum Lesen gegeben. Es ist dies ein ganz großes Geschenk ..., dass dieses manchmal so verschlossene Kind (Kind?) doch Vertrauen zu mir hat.

Sensible, eigenwillige, ein wenig traurige und suchende Gedichte, mit ausdrucksstarken Zeichnungen dabei, künstlerisch gekonnt – ich staune. Eine Fünfzehnjährige ...

Ich erinnere mich an die Zeit, als ich in jenem Alter war, es war eine schwere Zeit innerlich damals, es gibt viele Parallellen zu Konstanze. Ich habe Aufschriebe, die will ich ihr zeigen. Da wachsen Kinder neben dir auf, sind auf einmal keine Kinder mehr, sind Menschen mit eigenen Gedanken, eigenem Lebenskampf, eigenen Begabungen, eigenen Schwächen und vor allem Stärken. Alles übertrifft deine gehabten Vorstellungen weit. Du staunst – leidest mit, leidest auch manchmal dagegen, bist eigentlich sehr dankbar dafür, liebst diese drei Menschen mit allen Fasern deines Seins – sie sind ja ein Stück von dir – willst sie in ihre Eigenständigkeit entlassen, weil sie besser ist für sie als alles ihnen von dir in bestem Willen Zugedachte, bist manchmal ein wenig traurig, aber im Grunde doch sehr glücklich über diese drei, hast ein kleines Zittern im Herzen, wenn du an ihre Zukunft denkst, aber auch die feste Zuversicht, dass sie *ihren* Weg finden werden.

15.1.86
... Stanzi, die ja derzeit hin- und hergerissen ist zwischen Trägheit – im Hinblick auf Schule und äußere Ordnung – sowie ein wenig Treibenlassen, auch innerlich, und andererseits Explosivität, in Ma-

len und Musik (Klavier), auch im Verhalten mir gegenüber; die für ihr Äußeres unheimlich viel Zeit und Interesse verwendet (zum Beispiel ihre blonden Haare schwarz gefärbt hat, während wir verreist waren), vielleicht weil sie mit ihrem Inneren noch nicht ganz klarkommt; die auch jetzt, selbstverständlich entwicklungsbedingt bei ihren 15 1/2 Jahren, hin und her pendelt zwischen Ablehnung der mütterlichen – und natürlich auch väterlichen – Führung und Behütung, aber sobald diese sich zu sehr zurückzieht, sie doch wieder herausfordert und braucht. So wie ihr mich in Erstaunen versetzendes Echo auf meinen kürzlichen »Ermahnungsbrief«: Sie hatte mir als Antwort ein Bild zum Geburtstag gemalt: Ein Embryo mit ausgeprägtem Herzen in einer Art Gebärmutter; zwei blaue Hände: eine tragend, die andere einen Blitz abwehrend; zwei rote, krallenhafte Hände, die an der Umhüllung des Embryo zerren und zupfen.

Ich erschrak zuerst sehr, weil ich die roten Krallen, die nicht in Ruhe lassen, auf mich bezogen annahm, in einer eher trotzigen Antwort Stanzis, wie ich sie auf meinen Brief eigentlich erwartet hatte. »Nein, aber nein«, sagte sie, »du bist doch die blauen Hände!«

Aus einem Brief Stanzis an mich:

MAI 87

…ich kann nicht behaupten, dass ich unter dir leide, aber mein Gewissen tut das des Öfteren. Schwer zu erklären.

Ich glaube, dass ich … eure Ideale und Wertvorstellungen von Klein auf am meisten (von uns drei Kindern) angenommen habe und so eigentlich ganz glücklich gelebt habe, dass ich sie für recht gut halte. Das ging aber nur so lange gut, bis der Bruch kam – eben die Pubertät. Jetzt ist es so, dass ich eigentlich langsam eine eigene Einstellung gebildet habe, die eben auch teilweise von der euren abweicht … Den Zwiespalt muss ich mit Trotz überspielen… Was bleibt ist oft Ärger, mehr über mich selbst als über euch, wenn dann doch wieder eure Seite auch in mir dominiert.

Aus meiner Antwort:

13. MAI 87

… Sicher ist nicht für jeden das gleiche richtig, und deswegen sollst du ja nicht unbesehen und ungeprüft alles von uns übernehmen … Einerseits möchtest du frei sein von uns, andererseits bist du doch noch mit vielem an uns gebunden – und das ärgert oder beunruhigt dich manchmal. Ich kann das recht gut verstehen, denn diese deine Gefühle sind beinahe spiegelbildlich zu den meinen.

Einerseits möchte ich frei sein von meinen Kindern, das ewige In-Frage-gestellt- und doch Gebraucht-Werden los sein, keine Verantwortung mehr haben, keine Auseinandersetzungen mehr, die immer mehr Kraft kosten, je älter ich – und Papa – werden; die Freiheit haben, das eigene Leben zu leben. Du kennst ja meine diesbezüglichen Ausbrüche auch. Ich glaube, dass ich … schon die Fähigkeit habe, loszulassen – aber das setzt halt auch das Losgelassen-Werden voraus. Ich fühle mich von dir und Thilo durchaus noch nicht losgelassen oder befreit.

Auf der anderen Seite hänge ich aber natürlich sehr an euch allen. … ich finde, dass wir zwei manchmal recht gute und nachdenkliche Gesprache führen können – und ich nehme auch gern etwas von dir an. Es ist ja nicht so, dass wir denken, dass nur wir die Wahrheit oder Erkenntnis gepachtet hätten, sondern wir sind stetig auch noch am Lernen und haben auch bei eurer Erziehung wohl am meisten für uns selbst gelernt.

Dass wir – durch unseren Altersvorsprung – mehr Zeit hatten, am Leben zu lernen, d. h. dass wir mehr »Lebenserfahrung« haben und die dann ab und zu auch an euch weitergeben möchten oder ab und zu Dinge klarer sehen als ihr, das müsst ihr uns wohl abnehmen.

Auch wenn es nötig ist, dass Eltern und Kinder sich gegenseitig so weit loslassen, dass sie sich nicht »im Weg stehen« oder sonst wie am (inneren) Fortkommen hindern, so bleibt der Mensch ja immer ein Wesen, das eine Beziehung zum »Du« sucht, wobei die stärkste Suche (weil Menschen, auch wenn sie sich gegenseitig noch so sehr lieben, doch immer ein Stück weit mit ihrer Einsamkeit allein bleiben) die nach dem göttlichen »Du« ist.

Und trotz »Loslassen« wird zwischen Eltern und Kindern, wenn die Beziehung von Anfang an halbwegs gut angelegt war, immer eine Liebe bleiben, ein Stück Verantwortung in dem Sinn, dass es einem nicht egal ist, ob der andere glücklich ist oder nicht, ob er mit dem Leben zurecht kommt.

Aus meinem Tagebuch:

31.10.87
In der Nacht von Freitag auf Samstag habe ich einige der schlimmsten Stunden meines Lebens durchgestanden.

Roland und ich guckten »Derrick« an; Stanzi schaute im Mantel herein, sagte: »Ich geh' noch ein wenig fort« – es war zirka 21.30 Uhr. So weit, so gut – das gab es öfters, dass sie um diese Zeit noch für eine oder zwei Stunden in den »Adler« ging oder ins Jugendhaus, um Leute zu treffen. Dass ihr Freund nicht da war, sondern auf Manöver an der Ostsee, das wussten wir.

Roland und ich versumpften dann vor dem Fernseher, d.h. lasen dazwischen noch ein wenig; zu später Stunde kam noch ein Sherlock Holmes-Film, der bis nach 1 Uhr dauerte.

Danach war Stanzi noch nicht da, was uns etwas beunruhigte. Draußen war es kühl und nebelig. Noch eine Weile warten – nichts. Das war sonst nicht ihre Art. Wenn sie länger fortblieb, sagte sie es, auch, wohin sie ging. Schließlich, um 1/2 2 Uhr, gingen wir zu Bett – ich ließ im Treppenhaus das Licht brennen. Dann muss ich ziemlich schnell eingeschlafen sein – denn plötzlich schreckte ich aus dem Schlaf hoch – ein Blick auf die Uhr: 1/2 3 Uhr. Hinauf in Stanzis Zimmer – niemand da. Da packte mich eine wahnsinnige Angst.

Ich zog mich an, Roland sich auch, wir gingen, nein, rannten zuerst beinahe durch die neblige, menschenleere Stadt – das Jugendhaus, war mein Gedanke, vielleicht ist sie dort noch? Doch als wir hinkamen: alles dunkel. Auch alle Gaststätten zu, natürlich auch der »Adler«, es war ja schon längst Polizeistunde gewesen.

Heim ging's schleppend und langsam; wir spähten durch den unheimlichen Nebel in alle Straßen und Ecken, und schreckliche Gedanken bedrängten mich – jeden Tag konnte man ja Schlimmes in der Zeitung lesen. Ach Stanzi ...

Daheim saßen wir stumm in der Diele – was tun? Versuch, um 3 Uhr nachts bei meiner Schwester anzurufen, um vielleicht von

Stanzis Vetter Joki zu erfahren, wo sie sein – oder gewesen sein – könnte, aber niemand nahm ab.

Vielleicht war sie noch zu einem Fest gegangen? Aber dann hätte sie doch telefoniert! In ihrem Zimmer lag ein Brief an ihren Freund, heute geschrieben, auch dort keine Hinweise. Nur dass sie jetzt dann noch ein wenig fortgehe, sie werde schon irgendjemand finden, sie wisse noch nicht, wohin.

Das schürte unsere Angst noch: Also hatte sie nicht vorgehabt, lange zu bleiben – es waren jetzt immerhin sechs Stunden, dass sie weg war.

Eine Faust krampfte sich immer mehr um mein Herz – hilfloses Beten, Stammeln. Beschluss: Um 1/2 5 Uhr würden wir zur Polizei gehen und Vermisstenmeldung aufgeben.

Kurz vor 4 Uhr kam sie dann: »Hallo« ... Woher? Aus dem »Club Kuckucksei«, sie habe sich festgeschwätzt.

Roland machte seinem Herzen Luft, gab eine knappe Schilderung unserer Angst. Ich konnte gar nichts sagen, meine Kehle war wie zugeschnürt, trotz der Erleichterung war ich wie zerschlagen. Im Bett konnte ich lange nicht einschlafen, das Weinen schüttelte mich.

Am Morgen lag ein kleiner Strauß auf dem Dieletisch, mit einem Briefchen von Stanzi:

Liebe Eltern,
Es tut mir wirklich leid, und ich weiß nicht, was ich sagen soll, denn Entschuldigung gibt es wohl wirklich keine.

Eure Stanzi

EINIGE MEINER GEDANKEN
aufgeschrieben für meinen lieben BABBI

WEIHNACHTEN '90
von Stanzi

Licht und Dunkel
trennen die Zeit des Menschen
in zwei Teile

Der helle Tag mit seiner Klarheit
führt mich dorthin
wo keine Menschenseele zu finden ist
und ich folge ihm
und suche die Abgeschiedenheit

Die Finsternis
die ihre nächtliche Haube über mich legt
und mich zusammenrücken lässt
bringt mich zurück
und ich bin froh über jede Menschenseele
die meinen Weg teilen kann.

16.1.89

Christus ist zu uns gekommen,
ist als Mensch zu uns gekommen;
er war ein sehr liebevoller und
weiser Mensch und er hat,
durch sein Kommen und durch
die Erfüllung seines Auftrags,
der von Gott, dieser treibenden Kraft,
gegeben war, verhindern können,
dass die Menschheit einem Tod
ohne Auferstehung,

ohne jede Perspektive
und damit den entgegenwirkenden
Kräften zum Opfer fallen konnte.

Dieses Geschenk, diese Möglichkeit
zu einem weiterführenden Leben
dürfen wir noch immer annehmen
und nutzen, und wir können
damit vielleicht etwas weitertreiben,
was seinem Wesen nach nicht
enden soll und einer Eigenkraft und
-gesetzlichkeit folgt, solange diese
nicht zu sehr aufgehalten wird.

Wir können uns darum nur bemühen,
dass diese Hoffnung nie versiegen wird,
und dass immer wieder von Neuem verstanden
und verinnerlicht werden kann,
welche Bedeutung dieser eine Erlöser-Mensch
noch immer für uns hat und haben wird.

24.12.90

K.S.

Aus Konstanzes Tagebuch

16. Juni 91

Gebet

Lieber Gott,
Hab Dank für diesen Tag.
Ich bitte dich, lass meinen Willen,
Dir zu gehorchen, wachsen,
gib mir Kraft und Phantasie.
Ich möchte mein Leben in
Deine Hände legen. Du lässt mich

immer mehr begreifen.
Ich vertraue auf dich und
auch auf das, was du in
die Menschen Gutes gelegt hast.
Ich danke dir für diese riesige
Freiheit. Ich möchte gerne etwas
weitertragen an andere, die in
Not geraten sind.
Bitte hilf mir, geduldig mit
mir und anderen zu sein.
Danke für die Würde, die
Du fähig bist, uns zu geben.
Ich freue mich an deiner
Schöpfung.
Amen

Aus einem Brief Konstanzes

Mo, 11.11.91
Geliebter Babi,
... Im Zug hatte ich sehr viele gute Gedanken – Gedanken, die wohl, wie du selbst weißt, allgemein gültig sein könnten in ihrer Einfachheit und doch nur selten verstanden bzw. »gesehen« werden.

... Es ist dabei sehr schmerzlich und oftmals kaum auszuhalten, wenn man so viel sieht *und doch nur sich selbst ändern kann bzw. sich treu bleiben muss und dabei sehr viel »Lohn« bekommt, aber um den Preis, dass man geschnitten und angegriffen wird, weil diese innere göttlich schöpferische Kraft von so vielen Menschen »gefürchtet« wird, ohne dass sie es wissen.*

Dieses klare Bewusstsein wird mich vielleicht doch dazu zwingen, irgendwann Kunst zu machen, weil ich meine, dass ich so viel Weisheit mitzuteilen habe, die ich aber niemandem direkt aufschwatzen kann und möchte (Da haben wir ja auch die Geschichte mit der Macht, nicht wahr?). Ich verstehe mehr und mehr die Tragik vieler Künstler/ Künstlerinnen, die – man sagt: »ihrer Zeit voraus« – ich würde sagen: »nicht so weit hinterher« – sind wie eben doch die große Masse.

... Im Augenblick bin ich nur dankbar für die wenigen Stunden, in denen ich alleine sein kann, denn sobald ich unter Menschen bin, habe ich eine unwahrscheinliche Anziehungskraft, weil es so viele »Bedürftige« gibt, die meinen, das *bei mir finden zu können, was ich in* Christus *gefunden habe. Ich möchte gerne teilen, nur manchmal ist meine Kraft auch erschöpft und ich wünschte, eine Einsiedlerin zu sein ... (ist natürlich Quatsch, aber ich denke, dass gerade du sehr gut verstehst, du lebst ja auch danach).*

Ich weiß nur, dass ich tun *und nicht* reden *muss!*

Deine Konstanz(t)e

Übrigens bin ich euch sehr dankbar für meinen Namen – er hat ja doch mehr *Bedeutung, als man immer meint!*

11.11.91

Liebe Mama,

... wie tut sich der Mensch doch schwer mit seiner Entwicklung, egal ob Mann oder Frau, wobei man als Frau noch sehr viel mehr Widerstände zu brechen hat, die Kraft, die daraus wachsen kann, aber umso stärker ist.

... Ich trage viele »Männerklamotten«; nicht, weil ich es ablehne, Frau zu sein, sondern weil ich es ablehne, dass es wichtiger ist, schön zu sein, als bequem *und* zweckmäßig *gekleidet zu sein (was ja bei der Mode für Frauen sehr viel weniger berücksichtigt wird als bei der der Männer).*

»Kleider machen Leute« – ich möchte aber als Mensch *jemand sein! Meine ganzen »Kämpfe« werden mir mehr und mehr bewusst, und ich gewinne tiefes Vertrauen in den Sinn von* allem, *wirklich* allem, *was ich bisher durchlebt habe und weiterhin tun werde. Diesen Samen habt ihr Eltern in uns hineinlegen können, weil ihr in vielem nicht »angepasst« gelebt habt. Ich danke Gott dafür!*

Deine Konstanze

Aus Konstanzes Tagebuch

17.11.91

Sitze im Zug – genieße diesen Augenblick – Bilder ziehen vorbei, auch innere.

Ich habe die Gewissheit, dass alles richtig läuft, damit (ver)lasse ich alle anderen aus »meiner Verantwortung«. Ich lasse Mama Sigrid sein, ich lasse Papa Roland sein, ich lasse alle Menschen so sein, wie sie sind und möchte stattdessen dieses tiefe Vertrauen in sie haben, dass auch sie zu ihrer Zeit die für sie wichtigen Erkenntnisse haben, so Jan, Thilo, Meike, Jörg, Stefi, Les, Lüttsche, Susanne, Kerstin, Karin, Hanne, Omi, Opa, alle meine Verwandten.

Alle, für die ich mich bisher verantwortlich gefühlt habe, übergebe ich ihrer Bestimmung und ihrem Weg, bei dem ich eine nebengeordnete Rolle spiele. Ich tue, was ich für richtig halte, tue nichts, weil es von mir erwartet wird, sondern nur das, was ich wirklich tun möchte und soll.

Alles gebe ich ab, was nicht mit meinem Leben zu tun hat. Auch nachher möchte ich nicht in eine Sorge-Rolle verfallen. Lieber Gott, oder wie immer du auch heißen magst – ich danke dir dafür, dass ich leben darf, dass ich deine Liebe erfahren darf.

IM ZUG: WITTENBERGE 10.15 UHR

Habe gerade im Tagebuch meinen Traum vom Februar 1989 gelesen – hatte Einblicke. Musste aufhören, habe Todesangst gekriegt. Wollte aussteigen. Der Zug hatte gehalten. Bin jetzt doch wieder eingestiegen. Versuche, mich zu beruhigen. Ich glaube, es ist irgendetwas passiert, vielleicht ist jemand gestorben. Ich glaube, ich muss nachher mal zuhause anrufen. Hatte plötzlich Angst, Panik, dass ich hier in den Tod fahre. Dachte an Opa. Opa ist vielleicht gestorben? – Es geht mir schon wieder besser.

Hab' ein Stoßgebet zum Himmel geschickt. Ich möchte leben, ich hänge so an meinem Leben, jetzt, wo es anfängt, mein Leben zu werden. Was war das nur?

Stanzis Traum von Anfang Februar 1989:

Ich war irgendwie daheim, allerdings eine sehr enge Umgebung, ähnlich einer Kajüte. Dann kamen Jan und noch jemand mit einem Jeep und mussten mich abholen.

Mama war nur da, der hab' ich's gesagt. Wir fuhren und in einer Kurve zwischen zwei Hügeln winkte uns eine Frau an den Rand und wir stiegen aus.

Dort stand in der Senke eine Hütte und wir gingen hin. Plötzlich waren viele Leute da, und von oben über dem Hügel (Richtung, aus der wir kamen) kamen »Feinde«, die uns bedrohten. Nach ihnen, etwas später, kamen nochmals »Feinde«.

Die vorigen gehörten jetzt zu uns, und schließlich kamen noch zwei oder drei Männer in roten Overalls mit Maschinenpistolen, die die riesige Menge bedrohten.

Ich war ganz unten an der Hütte am Boden kauernd, und sie schossen wahllos einzelne aus der Menge heraus ab.

Die meisten von uns lagen, manche saßen. Ich hatte furchtbare Angst. Es war ganz ruhig, keiner wehrte sich oder schrie. Papa lag an meinem Rücken. Ich hatte das Gefühl, dass sie jetzt bald in unsere Richtung schießen und vielleicht auf mich zielen würden. Ich drehte den Kopf zur Seite und hörte eine Salve. Da spürte ich, wie ein Zittern durch Papa lief und drehte mich um. Es hatte seine Hand getroffen. Er hatte nichts gesagt, nur geschaudert.

Ich fing zu brüllen und zu heulen an. Die drei Roten waren weg. Die Leute waren alle nur verletzt, und nun sollte ein Wettkampf zwischen zwei Gruppen stattfinden. Zwei Reihen (hauptsächlich Verwundete) standen sich gegenüber, auf der einen Seite Mama und viele Frauen und Jüngere (Mama hatte ich vorher für tot gehalten, sie kam aber mit einer Bauchbinde). Auf der anderen Seite Ältere, darunter Papa. Mama und Papa mussten als erste gegeneinander spielen. In der Mitte stand ein Zuber mit Wasser, jeder hatte einen Becher. Ich fand es schrecklich und verstand nicht, warum jetzt noch ein Wettkampf war. Mama füllte schnell ihren Becher mit Wasser, Papa war unaufmerksam, und sie setzte sich zurück auf ihren Platz und hatte gewonnen.

26.3.92

Unter dem Deckmäntelchen der Kunst werde ich die Wahrheit sagen. Bewusstseinserweiternde Kunst werde ich machen. Ich zeige das, was niemand gerne sehen will. Ich möchte den Menschen die Angst vor der Wahrheit nehmen.

Ich weiß, was hier gespielt wird und bin glücklich, dass ich damit nicht ganz alleine bin. Es geht immer weiter – vorausgesetzt wir lassen alles Alte hinter uns, um dem Neuen Raum zu geben.

Ich lebe jetzt – immer ietzt.

Alles verändert sich rasend schnell. So auch meine Kunst. Nichts ist fertig, nichts vollkommen.

Beweglich und leicht muss meine Kunst sein. Flexibel.

»Ja, die Kunst ist ein Spiel, aber man muss es mit der Ernsthaftigkeit eines spielenden Kindes spielen.« (Robert Louis Stevenson)

28.3.92

Wenn man einen Menschen danach fragt, was er gerne tut oder was er/sie sein Leben lang gemacht hat, hellt sich sofort die Miene auf. Menschen wollen »tun«, wollen etwas »leisten«, wollen eine Tätigkeit ausüben. Mit dieser Tätigkeit wird ihre Seele gesund.

Fragt man einen Menschen nach seinen Gedanken, wird er meist ernst, nachdenklich, vielleicht auch traurig. Oder zynisch.

Erst, wer gelernt hat, eigenverantwortlich zu leben, kann ein Kind verantwortungsvoll erziehen: in Freiheit und trotzdem mit »Halt«.

Wie schwer ist es doch, nach der Wahrheit zu leben und trotzdem noch Liebe zu verspüren für alle Geschöpfe. Eigentlich unvereinbar, vor allem, wenn der Krafteinsatz für die »Wahrheit« so hoch ist, auch bedingt durch die Mitmenschen, die mich daran »hindern«, mich verzögern.

… Tja, alles was in Freiheit geschieht, ist gut … gemäß dem Vorbild des Christus.

Prüfet alles. Das Gute behaltet!

30.4.92
Künstlerhaus Stuttgart

Meine Fragen:

Chaos – Ordnung
weiblich – männlich
immateriell – materiell
Zufall – Wille

31.4.92
Künstlerhaus Stuttgart

Ja, ich weiß nur,
dass ich
Liebe
will –
suche

Mehr weiß ich nicht.
Aber damit weiß ich
zugleich alles, weil
Liebe immer wieder
das Resultat aller
meiner Anstrengungen,
Überlegungen ist.

2.5.92
Künstlerhaus Stuttgart

Irgendwie kommt mir die ganze Kunst
gerade wieder so lächerlich vor.
Ich langweile mich hier.
Gedanken sind langweilig.
Ich möchte etwas tun.
Möchte meinen Körper benutzen.
Im Grunde genommen geht es mir

Liebe Leserin, lieber Leser,

wir informieren Sie gerne über weitere Bücher und die Zeitschriften aus dem Kreuz Verlag. Schicken Sie einfach diese Karte ausgefüllt zurück. Übrigens: Wenn Sie gerade Zeit und Lust haben, beantworten Sie doch die nebenstehenden Fragen. Ihre Antworten würden uns helfen, unsere Arbeit effektiver zu machen und noch besser auf die Wünsche unserer Leserinnen und Leser abzustimmen.
Herzlichen Dank!
Es grüßt Sie

Ihr
Kreuz Verlag

Dr. Jürgen A. Bach
Geschäftsführer

Hier meine Antworten

Diese Karte entnahm ich dem Buch

____

Haben Sie dieses Buch
❑ gekauft ❑ geschenkt bekommen?

Wurden Sie auf dieses Buch aufmerksam durch
❑ Ihren Buchhändler ❑ Empfehlung
❑ Werbung; Besprechung in ❑ Funk ❑ TV
❑ Zeitung/Zeitschrift

Wie hat Ihnen dieses Buch gefallen?
❑ sehr gut ❑ geht so ❑ gar nicht

Kannten Sie den KREUZ Verlag bereits?
❑ ja ❑ nein

Welche Themen interessieren Sie?
❑ Familie, Eltern, Kinder ❑ Selbsterfahrung, Therapie ❑ Bibel und Gemeinde
❑ Postkarten, Poster, Bildbände
❑ Kinder- und Jugendbücher ❑ Umwelt, Natur
❑ Politik, Alltag ❑ Populäre Wissenschaft
❑ Kulturelle Themen

Wo kaufen Sie Ihre Bücher?
❑ Bei meinem Buchhändler ❑ Bahnhofsbuchhandel ❑ Versandbuchhandel ❑ Kaufhaus
❑ per Internet

Wie viele Bücher kaufen Sie ungefähr pro Jahr?
❑ 1 bis 2 ❑ ca. fünf ❑ ca. zehn ❑ mehr

Interessieren Sie sich für Musik? ❑ ja ❑ nein

Interessieren Sie sich für Multimedia-Produkte? ❑ ja ❑ nein

Verraten Sie uns Ihr Alter? ______________ Jahre.

ja darum, eine Betätigung zu finden,
die mir Spaß macht, mich fordert
und einen Sinn ergibt. Also irgendein
Resultat zeigt.

Kunst ist irgendwie schon (dekadenter) Luxus. Ein Gemache und Getue um die Leere, die scheinbar gar nicht gefüllt werden soll?

Kreativität kann doch in allen Bereichen stattfinden, warum steht sie dann da so isoliert? So rein gedanklich eingefasst? Ich verstehe meine Welt nicht. Was konnte ich denn sonst noch tun?

Ich denke, Kunst geht einher mit einer Art von Arroganz – anders ist sie gar nicht auszuhalten.

Ich wollte doch eigentlich gar nicht studieren. Ich wollte mich handwerklich betätigen. Was kann ich denn noch tun? Ich werde jetzt mal abwarten und die Augen offen halten. Kunst macht schläfrig und unwach. Absolute Zerstückelung!

6.5.92
Ich spüre, dass ich mich entscheiden – eine Stellung beziehen muss – und ich entscheide mich für eine gewisse Verantwortung im Sinne Jesu. Ich kann den Gang der Dinge nicht aufhalten, auch nicht ignorieren, aber ich kann versuchen, einen Weg zu gehen, der dem Übel trotzt und es nicht noch forciert. Meine eigene Vergangenheit hat diese Entscheidung zur Konsequenz.

Ich will mich nicht verlieren in der Überfülle von Möglichkeiten, die in alle Richtungen gehen, sondern nach meinem Inneren gehen und mich nicht von dieser allgemeinen Verwirrung vereinnahmen lassen.

Bitte gib mir Kraft und Mut und einen gehorsamen Willen, der Heil hervorbringt, oder zumindest nicht zu viel Unheil anrichtet. Bitte hilf mir, das Rauchen einzuschränken oder vielleicht sogar aufzuhören. Lass meinen Trotz an den richtigen Stellen wachsen, meinen Zorn dort aufkommen, wo Ungerechtigkeit herrscht, meine Gedanken in deinen Bahnen laufen. Bitte beschütze mich vor dieser Flut von Gräuel und Ekelhaftigkeit.

Lass mich dein Licht nie verlieren. *DANKE*

9.5.92
Atelier Süden

Meine »Kunstkritik«

Was mich nervt – auch an mir – ist diese einseitige Übersensibilisierung, dieser Stolz auf ein geistiges Bewusstsein, was einhergeht mit einer absoluten Unempfindlichkeit dem eigenen Handeln gegenüber – der Abstumpfung oder Gleichgültigkeit gegenüber der alptraumhaften Konsequenz des eigenen Handelns.

Die geistige Anprangerung von möglichen Missständen, sofern sie überhaupt als solche empfunden werden, und die gleichzeitige Übertretung jener »Gesetze«, die ein verantwortungsbewusstes Leben in sich bergen mag. Scheiße, ich rauche ja selbst schon wieder.

Der Grund, warum ich mich nicht bedingungslos am »Funktionieren« einer geschaffenen Form erfreuen kann, ist dieser Ekel erregende Beigeschmack des freudigen Operierens mit Anorganischem, und die doch sehr »heraushaltende« Lebensweise, die sich oftmals beimischt.

Eine Unempfindlichkeit allem Organischen gegenüber zugunsten einer geistig-immateriellen Realität, die sich fein abzugrenzen weiß von jeglicher Verantwortlichkeit.

Dies Wälzen von Material- oder Formproblemen, um eine abstrakte Idee zu verwirklichen – vielleicht eine sehr schöne Idee, deren Kraft aber anderswie ins Geschehen einfließen könnte, als bloß »objekthaft« da zu sein. All dies, ich tu es ja selbst in Ansätzen, macht mir eine unsägliche Wut!

»Sorgloses« Leben und eine Verlagerung der Probleme ins Unfassbare – ins Nichts – völlig abseits von einem möglichen Versuch der Veränderung, bzw. einer eigenreflexiven Bewusst-Machung und entsprechender Haltung der ganzen Scheiße und sinnlosen Überfülle gegenüber.

Den Preis dafür, dass es uns so gut geht, zahlen ja wohl die, die sich aufgrund ihrer Herkunft und gesellschaftlicher Rahmenbedingungen einfach kein »geistiges Bewusstsein« leisten können!

Schließlich ist ja diese wirklich existenzielle Not im Sinne eines Überlebenskampfes relativ ausgeschaltet, der Kunstbetrieb passt sich den wirtschaftlichen Organismen, dem Medienrummel doch in übelster Weise an, oder nicht? Und auch da, wo Kunst kritisiert wird in der Kunst, passiert ja oft dasselbe.

Verkaufen und kaufen, um Müll zu produzieren. Und zwar Müll aus extra dafür gefertigtem und gekauftem Material. Wie paradox!

Wenn schon solche Ideen für wert erachtet werden, sich zu materialisieren, dann doch wenigstens nicht mit Mitteln, die das Ihre zur absoluten Destruktivität beitragen.

Die eingesetzten Mittel sollen dann zur Qualität einer Idee beitragen, deren Wert simulieren. Wie doof!

Ich möchte niemals etwas produzieren, bei dem die Relation von geistigem Gehalt und den dafür eingesetzten Mitteln so aus dem Gleichgewicht gerät!

12.5.92
Stadtpark Stuttgart
Ich mach das, wozu ich Lust hab, jawohl. Und die Family kann mir augenblicklich den Buckel runterrutschen. Allesamt!

Muss das Auto noch zurückbringen. Vielleicht fahr ich morgen früh hin und gratulier gleich und hau dann wieder ab. [Roland hat am 13.5. Geburtstag]

Es steht noch an, den Eltern klar zu machen, dass ich zwar auf ihre finanzielle Unterstützung angewiesen bin – auch ein Recht darauf habe – aber ansonsten auch gar nichts. Ich will vorerst noch meine Ruhe haben.

Aber das zieht wohl noch einen Schwung von Gesprächen hinter sich her. Nun ja, werde versuchen, mich dem zu stellen, was sein muss. Scheiße, WG ist Scheiße, aber da muss ich wohl durch! Nun ja, wieder mal eine Aufgabe … oder wie?

29.8.92
Ich wünsche mir Unterstützung von einer Frau als einer Lehrerin, die innerlich frei und weise ist.

Ich wünsche mir, dass ich meine Ideen und Gedanken in der Form leben und durchsetzen kann, wie sie mir möglich ist – gewaltfrei mit Sanftmut – einer sanften Bestimmtheit, die ohne Ellenbogen, aber mit Herz, ihr Ziel erreicht. Ich möchte, dass gerade den Männern diese Bereicherung zugänglich gemacht werden kann.

16.9.92

Ich wünsche mir einen Freundeskreis, einen Kreis von Menschen, mit denen ein fruchtbarer Austausch stattfinden kann.

Ich wünsche mir körperliche und seelische Gesundheit und einen neugierigen Geist mit Entschlusskraft. Ich wünsche mir einen angenehmen Wohnraum und die Möglichkeit zur Mobilität.

Ich wünsche mir einen Grad von Klarheit, der mir ermöglicht, die jeweils notwendigen Schritte zu tun.

Morgen informiere ich mich über die Fachrichtung Feingerätebau. Vielleicht ist wirklich die einzige Möglichkeit einer Emanzipation für mich das Erlernen eines Handwerks.

Es beschäftigt mich ja schon lange, dass ich das Gefühl habe, nichts zu »können«, also nie gelernt zu haben, wie man mit Material umgeht. In der jetzigen Krise – die ewige Leere, die ich selbst nicht auffüllen kann, nur mit immateriellem Unsinn – sieht mir das nach einem Anker aus. Das hat weniger mit Sicherheitsbedürfnis zu tun, sondern mit der Einsicht, dass ich, um unabhängig zu sein gerade von allem, was ich liebe, doch eine Hilfe in Anspruch nehmen kann von der Gesellschaft.

Eine Ausbildung bietet ein Lernen an, ohne dass ich jemandem zu etwas verpflichtet bin. Im Gegenteil – die Ausbildung ist mir verpflichtet, ich kann sie in Anspruch nehmen, und ich habe ein Recht darauf, Lernende *zu sein. Und ich will etwas lernen, will endlich Mensch* dieser *Welt werden! Ich werd's in Angriff nehmen.*

Aus meinem Tagebuch

20. Februar 95

Ich bin gerade dabei, Konstanze auf das Tonband hin, das ich von ihr zugeschickt erhielt, eine Antwort zu schreiben, und weil mir dabei viele grundsätzliche Gedanken gekommen sind, einen Brief an alle meine drei Kinder zu formulieren.

Gestern saß ich bis zwei Uhr nachts daran und wurde trotzdem noch lange nicht fertig damit. Es ist eine sehr anstrengende »Arbeit«, Seelenarbeit, die mich bis in die Träume begleitet.

19.2.95

Liebe, liebe Stanzi,

Du wartest sicher auf eine Antwort von mir; – vielleicht hast du auch gespürt, dass ich – seit ich am Dienstag deine Kassette erhalten habe – innerlich ganz oft mit dir gesprochen habe, dass du viele Gedanken in mir angestoßen hast oder dazu beigetragen, dass schon lange latent vorhandene sich formulierten. Nun will ich versuchen, dir einige davon zu schreiben.

Ich danke dir von Herzen für deine Kassette; es ist mir erst später aufgegangen, dass deine krakelige Beschriftung darauf, die ich zuerst für einen neuen Gag hielt (– entschuldige!), ja mit deiner eingegipsten Hand zu tun hat und du aus rein äußerlichen Gründen »nicht schreiben konntest«. Hoffentlich hat diese äußere Blockiertheit ein wenig dazu beigetragen, dir innerlich mehr Freiheit im Sinn von mehr Ruhe und (nötigem!) Alleinsein zu verschaffen! Bist du noch krankgeschrieben?

Ja, mich hat das, was du gesagt hat, sehr berührt und bewegt, und ich habe es als mehr Zuwendung empfunden, als wenn du am Sonntag, heute vor einer Woche, da gewesen wärest. Ich muss zugeben, und du hast es ja auch gemerkt, dass ich nach deiner telefonischen Absage enttäuscht und verärgert war, auch aus dem Gefühl heraus, dass du in letzter Zeit meist nur Kontakt zu uns suchtest, wenn du von uns etwas brauchtest. Im Nachhinein verstehe ich dich aber schon, und ohne Auto ist es ja sowieso nicht nur ein Katzensprung bis hierher, und – was ich ja vorher nicht so wusste und erst aus deinen Erzählungen erfuhr – du warst offenbar am Rande deiner Kräfte.

Liebe Stanzi, ich habe beim Hören deiner Kassette bewundert, wie es dir gelingt, Dinge und Zusammenhänge zu formulieren und flüssig auszusprechen; letzteres könnte ich nicht (ersteres wohl schon), ich habe zu viele Blockaden überwinden müssen, die wohl in meiner Kindheit und Jugend gelegt wurden, um es noch richtig zu lernen. Deshalb habe ich nicht mit dir telefoniert, sondern immer wieder Gedanken aufgeschrieben, und manchmal kann ja aus zwei Monologen ein Dialog werden, meinst du nicht auch?

Bei manchem was du sagst, habe ich ja auch ein wenig Widerspruch anzumelden oder ganz einfach eine andere Sicht der Dinge, die einerseits vielleicht mit meiner Prägung und nachfolgenden

Entwicklung zusammenhangt, an der ich bis heute arbeite und mit der ich wahrscheinlich nie ganz fertig sein werde, andererseits auch mit dem Altersunterschied, und drittens:

»Man kann es als Binsenweisheit ansehen, dass jeder Mensch in seiner eigenen Haut steckt, seine eigene Welt erlebt, die von einem anderen nur sehr sehr schwer einzusehen ist. Jeder Mensch erlebt die gemeinsame Welt, in der wir uns bewegen, im Wesentlichen »subjektiv«; nur wenigen ist es gegeben, aus dieser persönlichen Einstellung zur Welt herauszutreten und eine zweitweilige »objektive Optik« zu gewinnen. Diese Beschränkung auf die eigene Welterfahrung und -bewältigung, das Nicht-Begreifen der Welt eines Mitmenschen, beide sind mehr als böser Wille schuld an den ewigen Missverständnissen, Fehlurteilen und Streitereien, die Menschen voneinander entfremden.« Zitat-Ende (leider weiß ich die Quelle nicht mehr).

Es ist viel Anstrengung nötig, diese Missverständnisse zu überwinden, sogar zwischen Menschen, die sich mögen und sich etwas bedeuten; aber diese – immer wiederkehrende – Mühe lohnt sich auch, und sie schützt obendrein vor Verrostung und Verkrustung.

So ist es wohl nicht anders möglich, als dass jeder Mensch erst einmal von sich ausgeht – du in deiner Kasette, ich in meinem Brief zum Beispiel –, aber doch ohne den anderen dabei aus den Augen zu lassen. Stanzi, ich habe nie geglaubt, dass du mich durch dein Nicht-Kommen am Sonntag mit Absicht kränken wolltest; das wäre auch zu schlimm: einerseits, wenn du das tätest, und andererseits, wenn ich das von dir dächte, dir das zutrauen würde. In vielem rennst du bei mir offene Türen ein: dein Bedürfnis, aus der Hetze herauszukommen, dein Bedürfnis nach manchmal mehr Einsamkeit verstehe ich sehr gut, habe ich es ja in meinem Leben oft genug auch gehabt.

In meiner Karte an dich aus Lanzarote habe ich geschrieben, mein 60. Geburtstag sei Anlass, »sich ein paar Gedanken zu machen«; Papa hat das dann ein wenig ins Lächerliche gezogen (ohne es bös zu meinen); mir ist es aber todernst damit. Gedanken habe ich mir schon vorher viele gemacht, natürlich, denn, wie es in dem hochinteressanten Text von Egon Friedell steht, aus dessen Buch »Kulturgeschichte der Neuzeit« du mir vorgelesen hast auf der Kasette (danke!), geschehen Umbrüche nicht plötzlich, ruckartig, sondern sie bereiten sich – meist unmerklich nach außen hin – schon lange vor. Wie heißt es: Nicht die markanten Unterschiede, sondern die diffusen, verwaschenen Zwischenstadien zählen?

Doch mir kommt es nun so vor, als ob ich – mit langer Anlaufzeit, mit langer Vorbereitung – mit diesem Geburtstag über eine Schwelle gegangen bin, auf etwas Neues zu, das mir momentan noch etwas Angst macht und das wiederum langen Sich-Annäherns bedarf.

Ich möchte einige der Gedanken, die ich in den letzten Tagen »sammelte«, nun nicht nur dir mitteilen, sondern auch meinen beiden anderen Kindern, Stefi und Thilo, und deshalb diesen Brief an euch alle drei fortsetzen: Er liegt bei.

19. Februar 95

Liebe Konstanze,
lieber Thilo,
liebe Stefanie, (gekürzt)

Den Anlass, euch heute einen Brief zu schreiben, hat mir Konstanze gegeben, mit einem »Brief auf Tonband«, den sie mir statt ihres Besuchs am vergangenen Sonntag, als ihr beiden anderen hier wart, geschickt hat. Sie hat damit angestoßen, dass sich bei mir einige – meist schon latent vorhandene – Gedanken klarer ausformulierten; ich habe zu jeder Tages- und Nachtzeit immer wieder aufgeschrieben was mir so durch den Kopf ging und möchte nun einfach, dass ihr einiges davon wisst; ich hoffe, dass es kein allzu großes Durcheinander gibt.

Zuerst möchte ich etwas zitieren, was ich irgendwo gelesen habe: »Man kann es als Binsenweisheit ansehen, dass jeder Mensch in seiner eigenen Haut steckt … etc., siehe Seite 164).

So ist es fast nicht auszuschließen, dass auch zwischen Menschen, die sich lieben – (Ehe)-Partner, Eltern und Kinder, Freunde –, und die dem anderen eigentlich nur wohltun wollen (etwas zu seinem Wohl tun wollen), immer wieder solche Missverständnisse auftauchen, wodurch wir an anderen auch schuldig werden oder ihnen etwas schuldig bleiben. Es ist wohl nötig, immer wieder zu versuchen, sich in einen anderen hineinzuversetzen, ohne sich selbst dabei zu verlieren.

Nun etwas anderes:

Es gibt zum einen das Persönliche, was wir selbst zu unserem Leben und dem der Menschen um uns herum beitragen können, und ich denke dabei im besonderen an die Erziehung von Kindern.

Zum zweiten gibt es den Zeitgeist, der uns, ob wir's nun wahrhaben wollen oder nicht, ganz unentrinnbar in der Zange hält; wir alle sind – mehr noch als von unseren Eltern – geprägt von der Zeit, in der wir leben. Und dieser Zeitgeist ändert sich ja in immer rasanterem Tempo.

So hat es – und nun komme ich zum uns betreffenden Thema – noch nie zuvor in der Geschichte einen so großen Unterschied in der Prägung, der Lebesauffassung und Lebensführung gegeben wie zwischen der heutigen Großeltern- und (erwachsenen) Enkel-Generation.

Und dazwischen sind wir, die »Eltern«-Generation, die wir ab unserer Kindheitsgeschichte bis jetzt so viele Verunsicherungen und darausfolgend Entwicklungen und Wandlungen durchlebt haben und verarbeiten mussten wie kaum eine Generation davor. Dafür blieb uns (wenigstens im Erwachsenenalter, als Kinder bekamen wir ja durchaus einiges mit) das Trauma eines Krieges erspart.

Aber manchmal kamen oder kommen wir uns in der Generationen-Beziehungskiste schon so vor wie zwischen allen Stühlen hindurchgefallen, oder, in einem anderen Bild, von beiden Seiten in die Zange genommen; man spricht ja auch von uns als der »Sandwich-Generation«.

Für die Generation vor uns war – und ist – es selbstverständlich, dass Eltern ihre Kinder (ganz gleich, in welchem Lebensabschnitt) »in Anspruch nehmen«, weit weniger umgekehrt.

Für die Generation nach uns ist das Wort »Eltern« fast zu einem Schimpfwort geworden. Eltern hatten erstmal – und erstmals – Schuldgefühle zu haben wegen dem, was sie in der Erziehung alles falsch gemacht hatten (im Zeitalter der für die Allgemeinheit erstmalig zugänglichen Psychologie – in unserer Kindheit noch weitgehend unbekannt! – kam ja auch vieles ins Bewusstsein, was nun als falsch erkannt wurde, vor allem in der Erziehung, Eltern hatten auch keinerlei Ansprüche an ihre Kinder zu stellen, eher umgekehrt.

Das »Elternsein«, vor allem das »Muttersein«, das vormals in den Himmel gehoben worden war (natürlich in Verkennung und Verleugnung vieler Tatsachen), wurde nun (ebenso in Verkennung mancher Tatsachen) zur Hölle verbannt. Das Auspendeln zur Mitte – hat es inzwischen stattgefunden?

Wir haben uns in etwa damit abgefunden, dass die Generation über uns uns nicht so sieht, wie wir wirklich sind, und auch nicht sieht, dass wir im Wandel sind, sondern uns nur immer in der Relation zu sich wahrnimmt; nicht sieht, dass wir längst an Stellen stehen, an denen sie vor nicht allzu langer Zeit selbst standen, mit einem ganz anderen Hierarchie-Bewusstsein; wir sind und bleiben die Nachgeordneten.

Wir möchten uns aber noch nicht damit abfinden, dass die Generation nach uns uns auch nur in diese Relation einordnet, nämlich in die Relation zu sich. Zwei Einbahnstraßen wären zu viel.

Ich merke, das ist etwas dumm ausgedrückt, es war hier nur als Möglichkeit gemeint, nicht als Tatsache, und schon gar nicht als Vorwurf! Versteht ihr es richtig?

Loslassen – es ist etwas vom Schwersten im Leben. Ich denke aber, dass es uns im Großen und Ganzen in Bezug auf euch gelungen ist. Kinder loslassen bedeutet ja, sie ihr eigenes Leben leben zu lassen, sie nicht mit zu vielen Ängsten zu belasten, die Verantwortung für sie abzugeben (was ja für einen selbst auch entlastend ist). Es bedeutet aber nicht, dass man sie aus der Liebe entlässt, dass ihr Ergehen einem gleichgültig geworden ist.

Ihr habt vielleicht noch gar nicht gemerkt, wie sehr wir uns bemühen, möglichst wenige Erwartungen an euch zu haben. »Erwartungshaltung« ist ja auch ein Schlagwort unserer Zeit. Die »Erwartungshaltung« eines Kindes an seine Eltern zum Beispiel ist riesengroß; man könnte dafür, differenzierter und irgendwie freundlicher, auch sagen: das Vertrauen, die Hoffnung und der Wunsch, Liebe und Zuwendung zu bekommen.

Und so ein Kind bleiben wir wohl alle in einem Winkel unseres Herzens unser Leben lang.

Eltern zu sein und Kinder zu »haben«, besser: sie ins Leben zu begleiten, bedeutet große Freude (und viele kleine Freuden) und oftmals auch große oder kleine Schmerzen; beides gehört wohl zusammen. Es ist eine ständig sich wandelnde Beziehung (wenn sie dies nicht tut, ist's sowieso schlecht). Es ist ein Auspendeln der Befindlichkeiten auf Kindseite und auf Mutter/Vater-Seite, der Wandel von einer Seite zur anderen.

Zwei Sätze aus Gesprächen mit euch sind mir besonders in Erinnerung, weil sie mir gut getan haben (vielleicht, weil sie mir mein Gefühl des manchmaligen »Verkanntseins« oder »in eine Rolle Gezwungenseins« genommen haben): – du, Konstanze, hast einmal gesagt: »Ich sehe dich jetzt auch als verletzlichen, sensiblen Menschen, und nicht nur als das starke Bollwerk Mutter, gegen das man mit aller Wucht anrennen muss.«

– Und du Stefanie, als ich dir zu irgendetwas meine Mutterbefindlichkeit sagen wollte: »Das brauchst du mir nicht mehr zu erklären, ich gehöre schon eine Weile zum anderen Lager ...«

– Ich bin auch sehr froh, Thilo, der du ja lange gegen mich einen harten Kampf geführt hast – deine Stärke gegen meine Stärke –, aus dem wir oft beide mit ziemlichen Wunden hervorgingen, bin froh, dass wir nun darüber sprechen konnten, auch darüber, dass uns diese Kämpfe letzten Endes innerlich weitergebracht haben. Und dass ich nun bei dir auch meine Schwachheit zeigen kann und du mich sogar tröstest.

Ich habe meinen Eltern viel zu verdanken, ganz gewiss, und ich bin in meiner Jugend von manchen Gleichaltrigen um mein offenes und liebevolles Elternhaus beneidet worden. Aber ich habe in meiner Elternbeziehung viel mehr aufzuarbeiten gehabt als ihr, und zwar für mich allein, denn mit meinen Eltern war es zu keiner Zeit möglich (und jetzt vollends nicht mehr), über Probleme oder Konflikte zwischen uns zu sprechen, das wäre als Autoritätsbeleidigung nie zugelassen worden. Und da gab es halt viel Verdrängtes, Unaufgearbeitetes, unter den Teppich Gekehrtes. Seelenkunde war damals etwas Unbekanntes, und später haben sie 's nicht mehr gelernt.

Ich bin froh, dass wir miteinander sprechen können, auch über Probleme zwischen uns, immer wieder. Es ist klar, dass es – wie du, Konstanze, gesagt hast, und dies auch über Freundschaftsbeziehungen –, Zeiten gibt, in denen man sich näher und vertrauter ist, und dann wieder solche, in denen man sich ferner steht. Wichtig ist wohl, dass ein Grund-Vertrauen da ist, und das Wissen, dass man sich gegenseitig so wichtig und lieb ist, dass man einander nach Kraft und Vermögen Gutes und nicht Schlechtes tun möchte. Und dass man – und dabei sind beide Seiten gemeint – auch keine Angst zu haben braucht, einmal ein Bedürfnis oder einen Wunsch zu äußern, ohne schon wegen der Tatsache des Äußerns gleich zurückgestoßen zu werden.

Nun möchte ich noch von etwas anderem zu euch reden, etwas, dem ich mich schon seit geraumer Zeit anzunähern versuche, weil es sich nämlich mir annähert, ob ich nun will oder nicht: Ich meine das Altern. Nicht, dass ich mich nun besonders alt fühlen würde, gar nicht, dazu stehe ich in vielem noch zu aktiv im Leben, aber ich möchte die irgendwann einmal unausweichlich kommende Erkenntnis, »alt«, d.h. (beinahe) am Ende meiner Kräfte und meiner Zeit zu sein, nicht als Moment der Panik oder der Resignation erleben, sondern schon lange vorher als Prozess und als Chance einer weiteren Entwicklung.

Kürzlich hörte ich, dass eine »ältere« (paradox, unsere Sprache: Steigerungsform als Abschwächung!) Frau geäußert habe, für ihr Alter habe sie nur einen Wunsch: »Oben klar und unten dicht.«

Die Zeit, wo die Erfüllung dieses Wunsches nicht mehr selbstverständlich ist, ist zwar noch – Gott sei Dank – ein Fernziel für uns, aber das »Abbröckeln« an diversen Stellen ist schon seit einer Weile im Gang: Verrichtungen und Funktionen, an die man als junger Mensch keinen Gedanken verschwendete, werden mühsamer und kommen durch den gegenüber früher nicht mehr so reibungslosen Ablauf immer wieder ins Bewusstsein. Das fängt an beim immer schlechter werdenden Hören und Sehen, über das Bücken, das Aufstehen nach langem Sitzen, das Schwindligwerden auf der Leiter, die dünner werdende Haarpracht und und und … (würde Konstanze sagen) … bis zu so etwas Banalem wie der etwas aus dem Leim gehenden Figur.

Und ganz allgemein: Die Spannkraft lässt langsam, aber stetig nach. Dinge, die man früher »mit links« erledigte, Arbeiten, in die man sich mit Elan stürzte, stehen jetzt oft als kleine – oder größere – Berge vor einem. Man bewältigt sie zwar noch ganz gut, aber sie brauchen spürbar mehr Zeit und mehr Kraft.

Wunderbar präzise und knapp, wie es nur die englische Sprache vermag, haben es unsere Freunde Stan und Kitty in ihrem letzten Brief auf den Punkt gebracht: »We are slowing down, but that is to be expected.«

Das Alter(n) ist keine einfache Sache, wir bekommen es ja aus nächster Nähe vorgeführt; so, dass es manchmal wehtut, in verschiedener Hinsicht. Ich möchte versuchen, mich zu stellen, meine eigene Abwärtskurve nicht zu verdrängen, mich neu zu orientieren, ohne die nächste Generation allzu sehr in Anspruch zu nehmen. Wir leben ja alle auf den Tod zu, ihr so gut wie ich und wie alle Menschen, aber nach menschlichem »normalem« Ermessen bin ich ihm doch ein ganzes Stück näher als ihr; Grund, dem Gedanken daran nicht mehr nur auszuweichen. Ich gebe zu, dass ich schon auch Angst davor habe, nicht so sehr vor dem endgültigen Gehen selbst, sondern mehr vor der Zeit davor: die Selbständigkeit zu verlieren, abhängig zu sein, nicht mehr im Besitz meiner – vor allem geistigen – Kräfte zu sein …

Ihr braucht nicht zu erschrecken, was für Gedanken ich habe. Sie sind für mich nicht schlimm –, aber obwohl sich in meinem Lebensablauf durch diesen 60. Geburtstag nichts Einschneidendes plötzlich verändert hat, kommt es mir doch so vor, als hätte ich nun eine Schwelle überschritten, von wo aus ich vor- und auch zurückblicke und auch in Bezug auf das Gewesene meine Bilanz mache. Sie sieht gar nicht so schlecht aus: Obwohl ich sicher viele Möglichkeiten, die auch in mir lagen, außer Acht lassen musste, »verschenkt« habe (und in diesem Ausdruck liegt ja schon wieder etwas Positives), habe ich doch ein reiches und erfülltes Leben gehabt, vielleicht einerseits bestimmt durch mehr Grenzen und mehr »Enge« als bei euch durch mein Hausfrauendasein (an dem ich schon manchmal gehörig zu kauen hatte!), andererseits aber vielleicht auch gerade dadurch – so paradox dies klingt – mit mehr Freiheiten.

Ich habe auch das ganz große Glück gehabt, in Roland einen Gefährten zu finden, mit dem – und durch den – dieser Lebensweg Freude machte und interessant war. Und davon habt ebenso ihr profitiert, nicht wahr! Wir führen auch jetzt noch ein sehr ausgefülltes Leben, (die Zeit läuft uns oft viel zu schnell davon): mit der Wahrnehmung von Angeboten musikalischer und sonstiger geistiger Art und der Erfüllung von Pflichten und Aufgaben, die uns neben Arbeit meist auch noch Spaß und Befriedigung verschaffen. Wir können sie uns größtenteils selbst aussuchen und uns auch einmal verweigern.

Für euch, ihr meine drei Lieben, und für die euch Lieben um euch herum, fängt diese Auseinandersetzung mit der Welt erst richtig an (d.h.: eigentlich hat sie mit der Geburt schon angefangen … aber ihr wisst schon, wie ich's meine); ihr seid in eine Zeit hineingestellt, die alles andere als einfach ist, und ich bewundere euch, wie ihr alle drei versucht, euren unverwechselbaren Platz darin zu finden, mit viel Kreativität und Einfühlung. Manchmal ist es für euch sicher nicht leicht – bei jedem von euch dreien in anderer Beziehung und auf andere Art – die richtige Balance zwischen Sich-Ausliefern und (über)lebensnotwendigem Einsatz oder je nachdem (sich)Verweigern zu finden.

Ihr seid alle drei Menschenkinder mit besonderen Gaben und sehr sensiblen Antennen für das, was um euch und in euch geschieht, der Außenwelt und der Innenwelt (und im Fall von dir, liebe Konstanze, sicher auch in der »Oberwelt«!). Und Leonie ist bei dir, liebe Stefanie, mit eingeschlossen.

Liebe Stefanie, liebe Konstanze und lieber Thilo: Dies ist wohl der längste Brief, den ich je im Leben geschrieben habe, und wahrscheinlich wird sich das nicht wiederholen. Es war für mich eine rechte »Seelenarbeit«.

Vielleicht hebt ihr ihn auf, bis ihr selbst einmal 60 seid: Da werdet ihr bestimmt vieles noch besser verstehen, nachvollziehen können. Ich habe euch nun doch einmal sehr in Anspruch genommen, und ich danke euch fürs »Zuhören«, obwohl er nicht ganz trifft, fällt mir doch kein anderer Ausdruck ein.

Und ganz zum Schluss möchte ich eine Liebeserklärung an euch alle drei anfügen: Ich habe euch viel zu verdanken, ihr habt mein

Leben reicher gemacht, durch Freuden und Schmerzen, und ihr wart (ohne dass dies explizit wurde) meine besten Lehrmeister.

Unser Dasein war einmal eng verbunden, und nun lebt jedes sein eigen gestaltetes Leben – und das ist gut so. Wir werden uns wohl gegenseitig immer etwas bedeuten, manchmal aber näher, manchmal ferner sein.

Ihr sollt aber wissen, dass ich euch immer lieb gehabt habe und immer lieb haben werde.

Eure Mutter

Antwort von Konstanze (gekürzt)

23.2.95

Liebe Mama,
Wie du siehst, kann ich wieder schreiben – mein liebstes Schreibgerät ist eine Bleimine. Heute habe ich deinen liebevollen Brief erhalten und in meinem Herzen bewegt. Ich habe jetzt durch mein Kranksein wieder etwas Ruhe und Zeit zum Nachdenken gefunden – wobei »Ruhe« eigentlich das falsche Wort ist, weil mich so viel innerlich bewegt – und nicht etwa in Bezug auf mich, sondern in Bezug auf unser aller Zukunft. Ich stelle jetzt ganz frech die Behauptung auf (denn ich spüre es immer deutlicher und kämpfe darum, meine Gabe verantwortungsvoll zu tragen und einzusetzen), dass ich einer der in deinem wunderschönen Zitat genannten Menschen bin, der mit der Gabe ausgestattet ist, zweitweise die Grenzen zwischen »seiner« Welt und der anderen aufzuheben und darüberhinaus zu »sehen« bzw. zu »schauen«.

Bitte erschrick nicht, glaube mir, es ist meine Aufgabe, das in die Welt zu bringen, und ich arbeite hart daran, mir alles anzueignen, was ich an Fähigkeiten in unsererm gemeinsamen »Weltgeflecht« brauche, denn ich möchte meine »Imagination« den anderen so gut es geht in Dienst stellen …

Es kostet mich sehr viel Mut, dir das zu sagen, ich möchte es aber wagen – jetzt – wo auch du eine Schwelle überschreitest und ich mir nichts sehnlicher wünsche, als dass es einen Austausch zwischen uns geben kann, der erst jetzt beginnt. Vielleicht kann ich es so sa-

gen: Durch die innere Unabhängigkeit, die man sich voneinander erarbeitet hat, das »Loslassen-Lernen«, beginnt plötzlich wieder ein neues Gefühl den Platz einzunehmen: Es ist das starke »Mütterlichkeitsgefühl«, das einen dazu bewegt, einen Menschen wirklich »halten« zu wollen – ihm Raum, aber auch Geborgenheit zu geben. Damit möchte ich sagen, dass ich dich/euch erst jetzt »wahrnehme«, jetzt, wo sich die Grenzen zwischen mir und meinen Mitmenschen mir gezeigt haben. Ein Mensch wird dann »in die Welt« geboren, wenn er sich selbst als einen solchen im Gegensatz zu anderen sehen kann.

Manche Menschen werden leider nie wirklich geboren. Ich glaube, dass deine Beschreibung des Mutterseins sehr viel damit zu tun hat –, aber jetzt erst kannst auch du realisieren, was es bedeutet hat, dass wir aus dir gekommen sind – jetzt, da es eine Distanz gibt.

Bitte verzeih, wenn ich immer »alles besser weiß«. Ich weiß aber wirklich vieles.

Heutzutage gibt es, wie du ja beschrieben hast, eine immer größer werdende Generationenkluft. Es ergibt sich aber daraus auch der evolutionäre Druck, der bewirkt, dass ich beispielsweise, oder Thilo oder Stefi, eigentlich alles, was ihr entwicklungsgeschichtlich durchlebt habt, bereits in wenigen Jahren begreifen muss, denn uns stehen ja noch viel rasantere Entwicklungen bevor. Wir müssen bereit sein, schnell zu lernen und Schritt zu halten.

Das hat aber auch zur Folge, dass ich das Bedürfnis habe, euch »auf dem Laufenden« zu halten, bzw. mich zu vergewissern, dass euer Potential noch da ist – wir tragen ja die Früchte davon; letztendlich ist es eine riesengroße Dankbarkeit und der Versuch, euch wissen zu lassen, dass ihr ernst genommen seid und dass ihr als großer Bestandteil von uns Kindern weiter besteht. – Jede Generation »schafft« die nächste mit ihren Stärken und ihren Schwächen, und man möchte so gerne, dass etwas davon zurückfließt auf die Urheber, wenngleich ich wohl einsehen muss, dass ihr ihr seid und dass ihr auch ihr bleiben werdet, egal, was noch mit uns geschehen mag.

Mir wird nun klar, was für dich dieses »Sandwich«-Problem ausmacht, aber ist es nicht eigentlich schon allen Generationen so ergangen? Und ist es nicht sogar die Aufgabe der so genannten »mittleren Generation«, sowohl den Nachwuchs als auch die Vor-

gängergeneration teilhaben zu lassen an ihren Entwicklungen? Sie vielleicht sogar ein bisschen dazu zu zwingen?

Ich zähle mich nun auch schon zu dieser Mittelgeneration, ich gehöre jetzt auch bereits schon zum »anderen Lager«, weil ich meine grundsätzliche Verantwortung für den Nachwuchs erkannt habe und durch verschiedene sehr starke Erlebnisse, insbesondere die »Liebe«, bereits fähig bin, Mutterschaft zu abstrahieren, wenngleich ich noch nicht die Konsequenz einer lebenslangen Verantwortung erfahren habe. In gewisser Weise aber doch, weil ich weiterhin am Leben aller teilnehme, die mir eine Zeit lang sehr nahe waren – und ich kann sie nie mehr vergessen und fühle mich immer noch mitverantwortlich; auch meine Freundinnen wissen es und kommen immer wieder zu mir wie zu einer Mutter.

Das Bewusstsein, dass jeder zugleich *Lehrender und Lernender ist, hat noch nicht sehr viel* Wirklichkeit. *Also, dass wir uns* wirklich *ernst nehmen können gegenseitig, aber auch die Fähigkeit besitzen, zu entscheiden, wo jemand mehr zu sagen hat und Gehör finden muss – es ist halt das ewig währende Kommunikationsproblem. Viele, die viel wissen, können sich nicht äußern.*

Ich gebe zu, dass ich mit dieser Gedankenschlange nur noch einmal bewiesen habe, was du in anderen Worten formuliertest, und dass ich mir selbst vorzuwerfen habe, dass es mir noch so schwer fällt, diese Erkenntnis real umzusetzen – vielleicht hat es zu tun mit dem Konflikt zwischen Eltern und Kindern, der dann entsteht, wenn die Nachkommen um die Anerkennung ihrer Potenz und ihres Erwachsenseins ringen und die ehemaligen »Rudelführer« vom Thron stoßen.

Vermutlich geht es mir ja augenblicklich nur darum, bei euch um die Anerkennung meiner Stärke zu ringen – um die Festlegung der neuen Hierarchie? Ja, es ist dieses immer wiederkehrende Motiv: Erst kämpft man als Kind mit dem Verlust der Sicherheit, die einem die elterliche Autorität gewähren konnte – man wird gewahr, dass man sie als »Führer« aufgeben muss, und dann verlangt man, nachdem man gelernt hat, sich selbst als höchster Instanz zu trauen (der göttlichen Kraft, die einem innewohnt) das Recht auf Anerkennung dieser Tatsache. Das, was, wie du beschrieben hast, in der Beziehung zu euren Eltern nicht stattfinden konnte – sie setzen sich immer noch als die höchste Autorität, weil sie die »Ältesten« sind. Und genau hier möchte ich ansetzen: Unsere Kultur und unser Gesellschaftssystem haben die Position der »mittleren« Generation immer mehr gestärkt – diese trug die Wirtschaft und seit dem letzten Jahrhundert auch die sozial Schwachen und die Alten, und seit Anfang dieses Jahrhunderts auch die Arbeitslosen. Es ist ein sehr gutes System im großen Ganzen und sehr viel Demokratisches daraus gewachsen. War es früher bei den »langsameren« Entwicklungen noch so, dass die »Ältesten« wirklich am meisten wussten, weil ihre Lebensdauer zum Verfolgen von Entwicklungen und für die Lebenserfahrung gerade ausreichte, so holten die Entwicklungen die Menschen ja nach und nach ein – schließlich war das gesamte Wissen immer komplexer geworden und von wenigen hochintelligenten Menschen der Umwelt zugänglich gemacht – man denke an die Bücher, die ich bereits alle gelesen habe – sie enthalten ja in immer »reduzierterer« Form das Wissen von Jahrtausenden und von Tausenden von Menschen, deren Überlieferungen immer weiter bearbeitet und »verfeinert« wurden.

Traurig finde ich die Tendenz zur Verdummung der Ältesten – ich bin stolz auf Leute, deren Weisheit bis ins hohe Alter immer weiter wächst, denn zu lernen gibt es ja immer noch genug. Ich verabscheue unsere Kultur insofern, als dass sie die geistige Stagnation, meist durch das ins Extrem gesteigerte Wirtschaftsleben, rundum fördert. Dagegen: Körperliche Verlangsamung, also »slowing down«, ist schön und übrigens eigentlich eine bereits im mittleren Alter zu erlernen angebrachte Fähigkeit, nämlich mehr Lebensqualität statt -quantität zu haben.

Ich habe von euch so viel durch gute Beispiele erfahren – die wahre Sprache eines Menschen ist ja das, was er tut; und erst durch lange »Beobachtung«, durch lange Prägung, durch den Einfluss, den seine Gegenwart bewirkt, kann man etwas über ihn erfahren – eine »Sprache der Welt« verstehen lernen.

Wenn man sich gegenseitig ernst nimmt, kann man auf diese Weise sehr viel über die ganze Welt erfahren. Ich glaube, ich möchte einfach, dass ihr unsere Wege mitverfolgen könnt, dass ihr uns »zuhört«.

Vor ein paar Tagen dachte ich daran zurück, wie wenig ich dir, Mama, von mir erzählt habe als Jugendliche – aber wahrscheinlich konnte ich nicht verbal ausdrücken, was mit mir passierte, ich habe eben entsprechend gehandelt. Manchmal wünsche ich mir, ich hätte dir mehr erzählt, aber es war auch gut so, denn dafür habe ich dir jetzt sehr viel mitzuteilen, wenn du es möchtest. Denn – in gleichem Maße, wie eine Mutter ihr Kind am Herzen trägt ihr Leben lang, so trägt ja auch ein Kind die Geschichte seiner Eltern im und am Herzen, wenn es bei ihnen aufgewachsen ist; denn es ist die längste Geschichte, die größte Welt, die sich einem Kind so nah offenbart.

Und vielleicht ist es dir ja auch hilfreich, wenn wir Kinder fähig dazu sind, die Rolle, in die ihr euch von euren Eltern gedrängt seht, durch unsere Offenheit auszugleichen bzw. die »Entwirrarbeit« für die zwei vorausgegangenen Generationen untereinander zum Teil mitzuleisten. Oft kommt ja das, was man von der einen Seite erwartet, genau aus der entgegengesetzten Richtung. Meistens bekommt man von ganz anderer Stelle das, was man weggegeben hat, wieder zurück.

Und glaub' mir, dass ich wahrscheinlich fast so viel über dein Leben wie über das meine nachgedacht habe, und ich möchte, so es möglich ist, gerne noch einen Beitrag zu eurem Leben leisten, euch teilhaben lassen an Dingen (wenn auch manchmal nur indirekt), die euch aufgrund des Angebundenseins durch unsere Erziehung vorenthalten geblieben sind. Ich bin mir im Klaren darüber, wie viel Zeit du für uns aufgebracht hast und was du als Hausfrau an anderen Möglichkeiten geopfert hast – wobei du ja, was ich immer sehr geschätzt habe, auch versucht hast, eigenen Interessen nachzugehen, so dass du einigermaßen ausgeglichen warst. Heute haben wir natürlich wieder andere Lebenskonzepte – sind als Frauen und Mütter anders in die Gesellschaft gestellt und kämpfen nun darum, dass Frauen wie Männer Zeit für Arbeit, in gleichem Maß aber auch für Familie oder zumindest für zwischenmenschliche Begegnungen haben. Wir sind noch weit davon entfernt, aber doch schon etwas näher dran.

Und hier möchte ich dich, Mama, auch darum bitten, daran zu glauben, dass zwar der Körper zerfallen kann und Sorge und Pflege braucht, dass aber der Geist ständig wachsen kann, so man offen bleibt mit Augen und Ohren für die »Sprachen« der Nachkommen und nicht »aufgibt«. So gesehen möchte ich dich niemals loslassen – es freut mich immer ganz arg, wenn ich dich sehe und wirklich spüre, und bis jetzt hab ich's die letzten Male deutlich gespürt –

dass du an dir arbeitest. Das ist das schönste Geschenk der Liebe von Mensch zu Mensch.

Mama, geliebte Mutter – dass ich dir das alles schreibe, hat damit zu tun, dass ich die Botschaft der Liebe hinausschreien will, dass ich mein Leben lang dafür kämpfen werde, dass alle sie erfahren können. Und weil du, weil Papa, weil ihr mir so nahe seid und mich hervorgebracht habt, deswegen möchte ich, dass ihr – ich merke gerade, dass ich eigentlich nur möchte, dass ihr bei uns bleibt. Jetzt muss ich weinen, weil mir nun zum ersten Mal bewusst wurde, dass ich mit dir, und das ist sehr schön, liebe Mutter, mit dir diesen Prozess des langsamen vom Leben Verabschiedens eingehe; dass mir jetzt klar wird, dass es diesen Abschied geben wird. Bisher hatte ich mich nur mit dem eigenen Tod befasst, und der ist nicht so weit von einem entfernt, dass man nicht mit ihm leben könnte. Er bedeutet ja, dass die eigene Welt verschwindet und dass man damit auch das Bewusstsein darüber verliert. Das Leben aber besteht ja aus allen Mitmenschen, die man liebt; und der Verlust eines geliebten Menschen kann lange Zeit der Trauer und des Abschieds bedeuten. Ich danke dir ganz besonders für deine Offenheit, dafür, dass du dieses »Tabu« des »nahenden« Todes für uns brechen möchtest, so wie es vielleicht zwischen dir und deinen Eltern nicht so einfach möglich ist.

Mit meiner jugendlichen »Hybris« möchte ich ja doch immer wieder vergessen machen, welche einfachen Zusammenhänge es im menschlichen Leben und Empfinden doch gibt, und daran hat sich wahrscheinlich in den Tausenden von Jahren nichts geändert. Verzeih, wenn unser Übermut euch oft in die Ecke des Sandwichs drängt – es ist eben der Wunsch, dass die Nächsten wirklich teilnehmen und Teil haben am Reichtum jedes einzelnen Lebens. Ich möchte, dass ihr eure Früchte seht!

Du hast uns teilnehmen lassen an deinen Gedanken, und ich habe meine auch formulieren können, und dadurch ist eine Nähe spürbar geworden, die doch allen Zweifeln standhält. Wir müssen uns ja ständig des »Anderen« vergewissern, nicht wahr, und ob er uns verstehen kann …

Ich habe dich verstanden, ich liebe dich, Mama! Und Papa natürlich auch, ihr zwei Guten!

24.2.95

Leider versagt uns die Sprache die Wiedergabe des vernetzten Gedankengutes, wie es sich in Gedanken auffaltet und verzweigt. Noch immer habe ich sehr vieles, was ich dir gerne sagen möchte, in meinem Kopf. Mama, ich möchte die Zeit nutzen, auch die momentane Gelegenheit, diesen Gedankenaustausch stärker zu betreiben. Ich weiß, dass auch du jetzt zur Ruhe kommst und dir die Zeit zum Reflektieren einfach nimmst – oftmals lässt einem ja das Getriebe keine Puste mehr dazu (ich könnte eigentlich schon wieder arbeiten, rein körperlich, aber meine Seele ist dankbar für die Zeit, die mir durch den »schlimmen Finger« geschenkt wurde).

Und – ich glaube auch, dass ich sowohl für Thomas (der es gerade schwer hat, weil er mit seinem »Selbständigmachen« in den Anfängen steckt, auf seinen Kredit warten muss und schon ganz kribbelig wird) als auch für meine Mitlehrlinge, mit denen ich Gespräche hatte, als auch für dich, weil die Verbindung zwischen uns doch eng genug ist, dass ich mit dir innerlich in Kontakt stehe, eine Anlaufstelle sein kann und auch spüre, wo es meine Mitmenschen drückt.

Es gab und gibt Menschen, die ihre sterbenden Vorfahren nicht wirklich verabschieden konnten, weil es immer eine einseitige Angelegenheit für die Trauernden war, die Fehler zu verzeihen, die nach dem Tod noch geblieben waren. Damit konnte der »Tod« dem Prozess des Lebens (Leben bedeutet ja auch die Spannung zwischen Kräften, die sich aber auszugleichen *vermögen) seine Beute entreißen, noch bevor dieser Ausgleich wirklich stattfinden konnte; sobald man ihn aber zum Thema hat, solange man lebt, und in Frieden und Einigkeit auseinander gehen kann – in »göttlichem« Einvernehmen also –, dann hat der Tod seine Macht verloren.*

Du siehst, der wahre Impuls, den uns Christus mitgegeben hat, ist wirklicher, als viele zu glauben vermögen! Dass Gott Mensch geworden ist, soll ja dazu führen, dass die Menschen fähig werden, ihre eigene göttliche Kraft freizusetzen; dass sie immer wieder fähig sind, ihre Individualität zu vergessen und die Grenzen so weit zu öffnen, dass der göttliche Plan zum Vorschein kommt.

Ich wünsche mir, dass ihr daran glauben könnt, wenn ihr uns verlasst, dass alles, *so wie es im Leben kommen mag, seine Richtigkeit hat. Ich kann »abstrakt« sehr gut sehen, was noch auf uns zukommen wird, und es gibt nichts, worin ich nicht etwas Gutes im menschlichen »Werdeprozess« sehen könnte.*

Vor dem Loslassen muss immer das Annehmen *kommen. Wer das Leben (= sich selbst als Mensch, mit allem was ihn ausmacht) nicht annehmen kann, mit* allem, *was es bedeutet, der wird es auch nicht loslassen können. Das hast du sehr schön beschrieben mit deinen Gedanken zum Alterungsprozess. Der Clou ist aber, dass einen meist nur das treffen kann, was man fürchtet. Fürchtet man es nicht, bzw. arbeitet man an sich und seinen Ängsten und beschäftigt sich damit eingehend, so bleibt man meist davon verschont, denn auch solche »Erscheinungen« sind ja nur eine Manifestation von »Knoten« in den Gedanken, es sind sozusagen Aufgabenstellungen oder Hausaufgaben, die man nicht gemacht hat.*

Alles, was man nicht sehen will, gerade da lohnt es sich, genau hinzuschauen, denn nur so können die eigenen Vor- und Fehlurteile gelöst werden. Befreien wir uns doch endlich aus den engen Käfigen von Ideologien und überprüfen wir die Sachverhalte wirklich selbst. Manches muss man nur mal in Gedanken zulassen, und nach kurzer Zeit gehen viele Türchen auf und man wird freier …

Vielleicht bin ich es euch allen – auch Thilo und Stefi – schuldig, ein paar Knoten zu lösen, nachdem ich lange Zeit die Behütetste unter euch war und die Gelegenheit hatte, aus euren »Fehlern« zu lernen, weil ich als Jüngste immer beobachten und analysieren konnte, bevor ich meine eigenen Schritte setzte. Ihr habt mich laufen gelehrt, habt versucht, das Beste aus euren Erfahrungen an mich weiterzugeben, und ich glaube, das ist euch allen zusammen gelungen. Ihr Lieben, ich stehe in eurer Schuld und möchte euch dafür meine Gedanken und Ergebnisse in Dienst stellen. Das höchste Gebot ist aber Ehrlichkeit zu euch selbst, mit allen Konsequenzen, aber bitte nicht voreilig. Jeder Gedanke, jede Behauptung muss einer gründlichen Prüfung unterzogen werden. »Prüfet alles und das Gute behaltet.«

Weil ich ziemlich furchtlos bin für einen Menschen, möchte ich, dass auch die Furcht der anderen kleiner wird. Gemäß Christus, der sagte: »Fürchtet euch nicht, ich bin bei Euch alle Tage bis an Euer Lebensende«. Er gab uns den Schlüssel zu ungeahnten Kräften – aber nicht nur er, sondern noch viele andere. Auch Jesus war ein Kind seiner Zeit, auch er war geprägt von den Weisen vor ihm. Er war einer, der Grenzen kannte, sie aber auch überschreiten konnte.

Auch wir können uns für die Grenzen entscheiden, die wir in bestimmten Phasen brauchen, sollten sie aber auch aufheben können, wenn sie überflüssig geworden sind; da wo sie nicht konstruktiv, sondern blockierend wirken; und das zu entscheiden muss man natürlich auch erst lernen – ich behaupte aber, dass alle Fehler, die diesem Ziel dienen, gut sind, sie sind das Lehrgeld, das wir auf unserem Weg zum Paradies bezahlen.

Ich möchte euch Mut machen, nie müde zu werden, was die Erforschung von Geist und Seele anbetrifft, möchte euch Mut machen, euch für das Wagnis des Lebens zu öffnen, Risiken einzugehen; loszugehen, auch wenn ihr überhaupt nicht sehen könnt, wo ihr ankommen werdet, und euch das Recht auf Pausen, auf Reflexion, auf »Durchatmen«, Verdauen nicht nehmen zu lassen, wenn ihr es nötig habt, auch wenn es oft unverstanden bleibt. Was die anderen über einen denken, ist vollkommen gleichgültig, solange man nicht aufhört, selbst zu denken, Fragen zu stellen, neugierig zu sein, seinen eigenen Antrieben nachzugeben, auch wenn man sich zuerst selbst nicht versteht und keine Erklärungen finden kann. Die kommen immer etwas später – aus der Distanz aus der Abstraktion des Geschehenen!

So, mir tut die Hand weh – es ist jetzt auch genug.

Also, mein Angebot: Ihr könnt mir alles erzählen, wenn ihr wollt, ich kenne keine Tabus, ich ver- und be-urteile nichts und niemanden sofort, sondern bin bereit, hinzusehen, eine Sache genau zu betrachten und mir erst dann eine Meinung zu bilden; je nachdem, was sich mir zeigt, zu entscheiden, was ich dazu beitragen kann an Rat oder Erfahrung, um weitere Schritte einzuleiten, neue Gedanken anzuregen oder Mut zu machen. Wenn ihr Gedanken braucht, bin ich da – ich habe nur keine Lust auf Versteckspiele, sondern mag schon gerne, wenn man sich zu erkennen gibt, als Eigenleistung.

Denn lernen kann nur ein Mensch, der bereit ist, sich selbst immer wieder in Frage zu stellen, auch seine Überzeugungen auf ihre Berechtigung zu überprüfen, offen ist also, und die »Wahrheit« bzw. »Wirklichkeit« nicht fürchtet, auch wenn sie erst bedrohlich oder erschreckend wirkt – das sind Emotionen, die uns daran hindern, den Kern einer Sache zu erkennen. Man kann auch Neid, Wut, Ekel, Angst offen aussprechen, und sie können uns dadurch genommen werden. Das habe ich während meines Kunststudiums gelernt: Nicht sagen: »Iih, das gefällt mir nicht, will ich nicht sehen, pfui, pfui!«, sondern wie ein Kind darangehen: »Was ist denn das? Was macht es mit mir? Welche Gefühle kommen bei mir auf? Warum mag ich es/warum mag ich es nicht?« Und dann entscheiden: »Was interessiert mich daran? Und warum ist es fähig, bei mir Emotionen auszulösen? Wovor habe ich Angst?« Man kann lernen, solche Fragen für sich selbst zu beantworten. Und so kommt man den Dingen – langsam – auf den Grund.

Man kann im Leben keinen Schaden nehmen, wenn man bereit ist, zu erkennen, dass es keine Schäden gibt, die nicht auch umgewandelt werden können in etwas Gutes.

Genau so wichtig wie Ruhe und eigene Reflexion ist Unruhe, Bewegtheit. Aus der Spannung dieser zwei Pole leben wir.

In der Berufsschule musste ich kürzlich einen Aufsatz schreiben über ein Einstein-Zitat: »Es ist schwieriger, Vorurteile zu zertrümmern als Atome.«

Der Einstein für die Vorurteile bin ich, Konstanze Schäfer, geboren 1970.

In diesem Sinne, ihr geliebten Menschenkinder,
Eure Konstanze

Aus meinem Tagebuch

1. JANUAR 96

… Anruf bei Thilo; erreichte zuerst Katrin, die in gewohnter Frische mit mir sprach. Ja, Thomas und Stanzi seien gerade bei ihnen. Sie rief Stanzi, wir wünschten uns gegenseitig ein gutes Neues Jahr; sonst war es eine recht einsilbige Unterhaltung, ohne inneren Bezug. Stanzi ist wie ein Irrlichtchen: Manchmal ist sie voll da und leuchtet einem zur Freude, ist aber doch nie recht zu fassen.

O Stanzi, mir ist gerade so recht zum Heulen, weil ich mich eigentlich ein wenig nach deiner Liebe – und die habe ich durchaus schon spüren dürfen – sehne.

3. Februar 96

Was sind wir doch reich – Roland und ich! Reich, dass wir einander haben, und reich auch durch unsere Kinder!

Gestern hatten Thilo und Katrin zum »Helfer-Essen und -Fest« in ihr neues Domizil in U. eingeladen. Die ganze Familie von Katrin lernten wir da kennen, einige Freunde, und Thomas und Stanzi waren auch da. Ich muss immer wieder über meinen Sohn staunen – so eine warme und energievolle Ausstrahlung geht von ihm aus.

Und Stanzi muss ich Abbitte tun; das – vielleicht nur von mir so empfundene – Irrlichtchen ist ein ganz warm strahlendes Lichtchen geworden. Schon wenn sie kommt, diese kleine Person mit ihrer besonderen Aura, fängt etwas zu leuchten an; ich merkte es an Katrins Eltern, die sie zum ersten Mal sahen und kaum mehr den Blick von ihr wenden konnten.

Wir zwei, Stanzi und ich, hatten dann sehr tiefgehende Gespräche, über unser beider Prägungen und die meiner Eltern; über die gesellschaftlichen Veränderungen der letzten Zeit, in die insbesondere meine Generation geraten ist: eine große Anforderung einerseits, die aber auch große Chancen (der Entwicklung) in sich barg. Ich denke, dass ich einige davon wahrgenommen habe.

Und dann betreibt dieses liebe Kind – halt, nein, das will sie ja nicht so sehr mehr sein, mein »Kind«, sondern lieber mein Mit-Mensch – auch Seelsorge bei uns, mit langen Briefen in ihrer wunderschönen Schrift, und mit Zettelchen wie diesen:

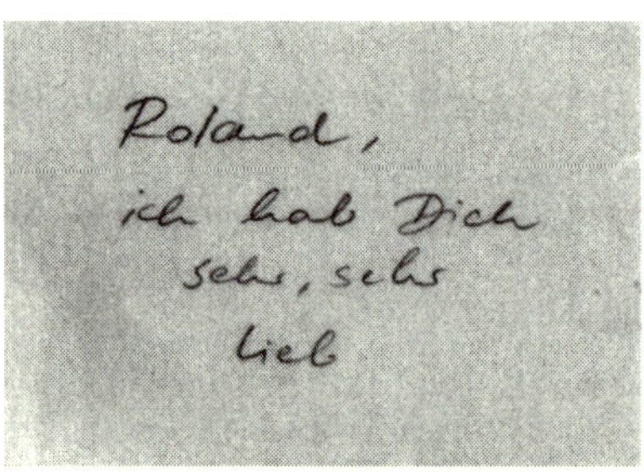

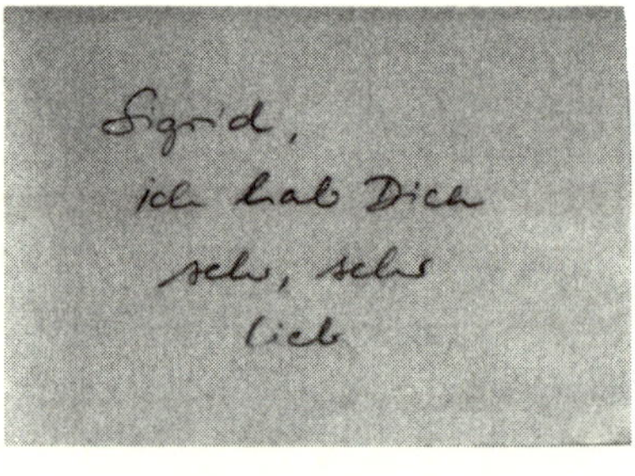

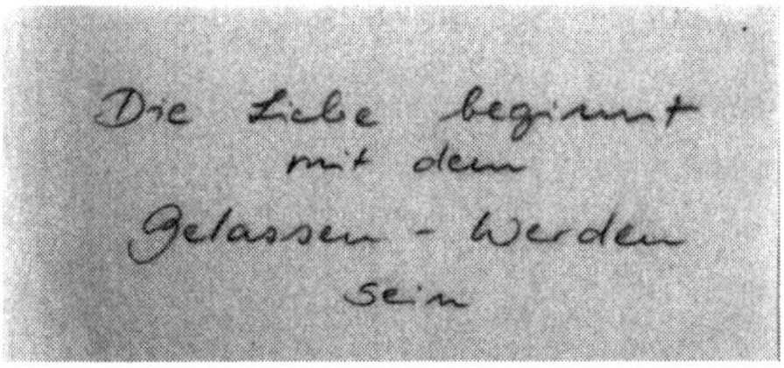

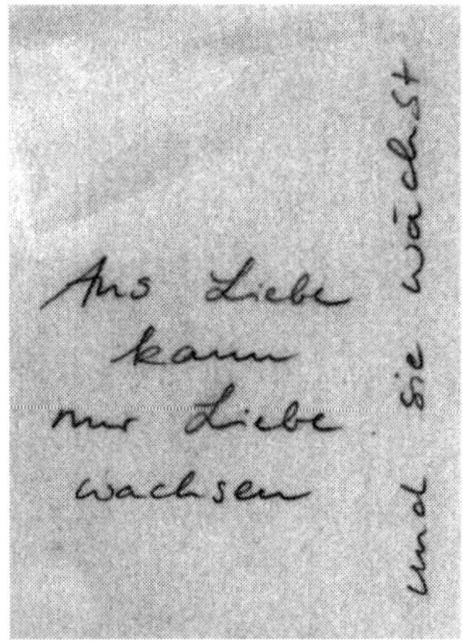

Ich fühle mich – durch alle meine Kinder – so reich beschenkt und dankbar!

Doppelporto-Brief von Konstanze, auf fünf Kunstpostkarten geschrieben, vom März 1996, aus der Filderstraße Stuttgart; als Absender hatte sie nur »Stanzel« daraufgeschrieben:

Liebe Mama,
Es tut mir leid, dass ich vorher am Telefon so kurz angebunden war – du hast mich gerade aus dem »Kampf mit meinem inneren Schweinehund« gerissen, ich war mit meinen Gedanken nicht bei dir. Das liegt daran, dass ich bei jedem Umzug aufs neue mit meinen Erinnerungen und meinen Schwächen konfrontiert bin. Und wenn ich so durch meine Vergangenheit streife, dann passiert es auch, dass ich Verhaltensweisen, die ich längst abgelegt zu haben glaubte, wiederhole. Ich habe mich selbst geärgert, dass ich, wie früher so oft – den Mund nicht aufkriegte, als du anriefst, dabei hätte ich so manches erzählen können; über den schönen Spaziergang, den Thomas und ich heute gemacht haben in der ersten Frühlingssonne. Es hat sehr gut getan, mal wieder über die Felder zu laufen, kleine Wäldchen zu durchwandern, und die Bäume erzählten mir heute so viel … Ja, sie schienen mir so lebendig – ich sah sie zum ersten Mal mit ganz anderen Augen: als das, was sie sind.

Gestern hatten wir einen Freund zu Besuch, und ich genoss es, mal wieder jemand am Tisch zu haben, mit dem wir uns austauschen können über Kunstdiskurs und solche Dinge. Bis spät in die Nacht bin ich dann noch wach geblieben und stillte meine (zur Zeit sehr zu kurzgekommene) Neugierde, indem ich im »Kunstforum« las.

Ach, es ist so viel zu kurz gekommen in letzter Zeit. Weißt du, das letzte Jahr war voller Provisorien und meine Motivation ist immer kleiner geworden. So viel rationalisiert die ganze Zeit – immer nur noch das Allernötigste. Das soll jetzt wieder anders werden! Vorhin habe ich unseren Küchenboden im neuen Haus auf Hochglanz gebracht, hab' meine Kunstwerke durchgeforstet, hab' Stühle geleimt, gewaschen ... Jetzt bin ich zufrieden für heute.

Immer dieses Auf und Ab. Und am meisten deprimiert es mich, dass ich so vieles immer noch nicht schaffe, besonders im Umgang mit meinen Mitmenschen. Zum Glück gibt es Thomas, der sehr viel Geduld mit mir hat und meine Launen ertragen und auffangen kann.

Wir haben eine so tolle Wohnung, wir können es beide noch immer nicht fassen. Ich wache manchmal auf und denke, ich bin im Hotel. Und es kommt morgens die Sonne auf mein Bett und strahlt mich an. Das ist sehr schön.

Gerade hat Thomas sehr viele Aufträge, deshalb ist noch vieles liegen geblieben, aber wir fühlen uns wohl in unserem neuen RAUM. Ich bin stolz, es ist ja eine richtige Stadtwohnung.

Schön wär's übrigens, wenn ihr Lust hättet, am 25. März zu uns nach Stuttgart zu kommen, ich bin gerade so gerne daheim! Telefonieren wir nochmal?

Deine Konstanze

Aufs Kuvert, in dem die Postkarte auf der gegenüberliegenden Seite steckte, hatte sie statt des Absenders hinten mit rotem Filzstift geschrieben:

Ein LIEBESBRIEF
– ich kann plötzlich
wieder malen –
aus Freude
und MIT
Freude

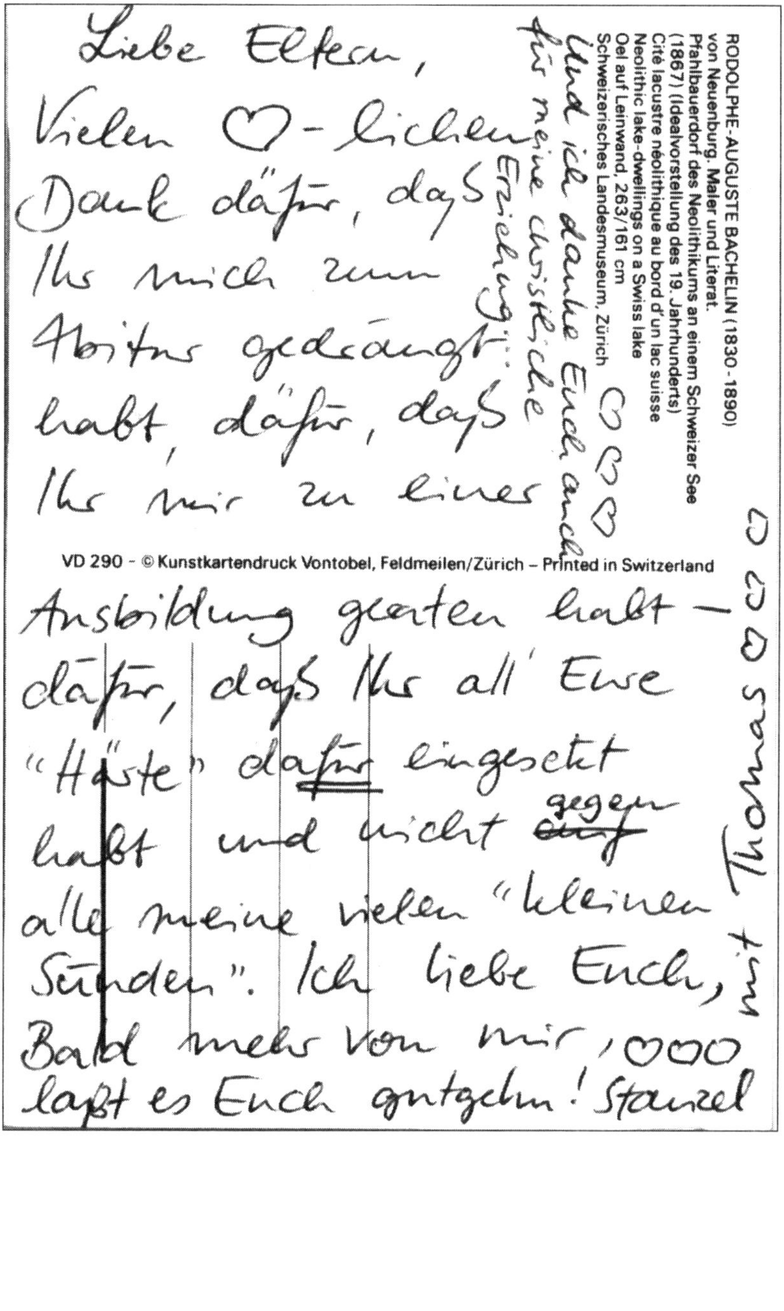
Liebe Eltern,
Vielen ♡-lichen Dank dafür, daß Ihr mich zum Abitur gedrängt habt, dafür, daß Ihr mir zu einer

Und ich danke Euch auch für meine christliche Erziehung. ♡♡♡

RODOLPHE-AUGUSTE BACHELIN (1830-1890)
von Neuenburg. Maler und Literat.
Pfahlbauerdorf des Neolithikums an einem Schweizer See
(1867) (Idealvorstellung des 19. Jahrhunderts)
Cité lacustre néolithique au bord d'un lac suisse
Neolithic lake-dwellings on a Swiss lake
Oel auf Leinwand, 263/161 cm
Schweizerisches Landesmuseum, Zürich

VD 290 - © Kunstkartendruck Vontobel, Feldmeilen/Zürich – Printed in Switzerland

Ausbildung geraten habt — dafür, daß Ihr all' Eure "Kräfte" dafür eingesetzt habt und nicht ~~auf~~ gegen alle meine vielen "kleinen Sünden". Ich liebe Euch, Bald mehr von mir, ♡♡♡ laßt es Euch gutgehn! Stanzel

mit Thomas ♡♡♡

(Traum-)Brief von Konstanze an Roland (geschrieben auf 11 kleinen Zetteln)

Mo, 27.5.96, 8.40 Uhr

... wir waren noch bis spät in der Nacht bei Stefi und Jürgen; ich bin – o Wunder – pünktlich um 8 Uhr aufgewacht, ohne Wecker. Im Traum hat mir ein Löwe den Kopf abbeißen wollen, aber der Löwe und ich sind abgelenkt worden, weil einer meiner »Oberwelt«-Kollegen sich an den Portemonnaies der plötzlich vielen Anwesenden vergreifen wollte, und da lief ich halt in Abstand zu Stefi den Strand entlang und überlegte mir noch, was Stefi mit dem Löwen eigentlich vorhatte – sie war nämlich hinter ihm die Treppen hinaufgestiegen und der Löwe war mehr ihrem Willen hörig, als dass er Löwe war – so wie ein Hund an der Leine –, und ich wunderte mich noch, dass ich seinen Bissen und dem Tod entronnen war und der Kitzel geendet hatte, der schauderliche, und erwachte ob dieser Sinnlosigkeit bzw. FÜR sie.

Thomas schläft noch, liegt wie ein Kind, das habe ich ihm durch mein Vorbild wieder beigebracht. Wir brauchen keine Katze, wir räkeln uns doch lieber selber und schnurren unser unnötiges Lied mit immer mehr aristokatzischem Genuss. Hast du, Roland, schon einmal einem Löwen ins Angesicht geschaut? Vor einem Jahr etwa in der Wilhelma stand ich ihm gegenüber und hab' mich gleich an ihn verloren, wäre da nicht das Gitter gewesen. Und vorhin hab' ich seine Krallen schon im Rücken gehabt und hab' doch entschieden, noch weiterzuträumen, um dann rechtzeitig für meine Arbeit, d.h. für mein Leben, wieder aufzustehen. Ich höre zwischen Lastergeräuschen die Vögel im Hinterhof ihr Lied singen, sie singen immer so schön in Stuttgart, sogar inmitten der Fußgängerzone ganz laut und unverschämt frohlockend ihre Lieder. Ich nehme mir ein Beispiel daran. Jetzt trällert wieder einer. Sie sind so ansteckend. In unserer neuesten Kollektion machen wir Vogelfrisuren.

Einen dicken Kuss übersendet Frühstücksstanzi
recht glücklich und unverschämt unbeschwert
und schon wieder einen Tod durchgestanden

PS: Thomas' und meine Lieblingsmusik zur Zeit: die Zauberflöte – ist so herzzerreißend schön, das tut richtig weh. Ja, der zart-e Mo...

Aus einem Brief, den Wolfgang Amadeus Mozart (1756–1791) am 4. April 1787 an seinen Vater schrieb:

»Da der Tod (genau zu nehmen) der wahre Endzweck unseres Lebens ist, so habe ich mich seit ein paar Jahren mit diesem wahren, besten Freunde des Menschen bekannt gemacht, dass sein Bild allein nichts Schreckendes mehr für mich hat, sondern recht viel Beruhigendes und Tröstendes! – Und ich danke meinem Gott, dass er mir das Glück vergönnt hat, mir die Gelegenheit zu verschaffen, ihn als den Schlüssel zu unserer wahren Glückseligkeit kennen zu lernen.

– Ich lege mich nie zu Bette, ohne zu bedenken, dass ich vielleicht (so jung als ich bin) den andern Tag nicht mehr sein werde. – Und es wird doch kein Mensch von allen, die mich kennen, sagen können, dass ich im Umgang mürrisch oder traurig wäre. Und für diese Glückseligkeit danke ich alle Tage meinem Schöpfer und wünsche sie von Herzen jedem meiner Mitmenschen…«

Aus meinem Tagebuch:

6. August 96

Stanzi hat uns wieder einmal als Institution (»Eltern«) behandelt und nicht als Mitmenschen.

Von vorne: Vor etwa 10 Tagen waren wir bei Thomas und Stanzi in der Filderstraße. Stanzi hat bei ihrem Friseursalon aufgehört, malt nun Puzzle-Bilder, und Thomas schafft sich beinahe Tag und Nacht an seinem Computer ab, mit welchem – finanziellen – Erfolg, wissen wir nicht.

Ihr Auto, das für Thomas' Geschäft eigentlich vonnöten wäre, wollen sie verkaufen, um von ihren Schulden für die Computeranlage etwas herunterzukommen.

Auf der Heimfahrt gestanden Roland und ich uns schon eine gewisse Unruhe und Besorgnis im Hinblick auf die nähere Zukunft unserer Tochter ein; ich schob das aber von mir, indem ich mir vorsagte: »Sie ist nun selbst groß, muss selbst wissen, was sie tut und dafür auch die Verantwortung übernehmen.«

Und dann passierte in der Nacht von Samstag, 3. August, auf Sonntag folgendes: Um 0.30 Uhr schellte das Telefon. Etwas Gutes konnte das wohl nicht bedeuten, um diese Zeit. Mutti? War sie wieder gestürzt oder war sonst was mit ihr – wie vor ein paar Tagen, als wir alle rotierten?

Es war Stanzi: Sie komme gerade von ihrem Fest der Abschiedsausstellung (»Auflösung«) der »Kunsthalle e.V.«, es sei alles gut gelaufen, aber sie brauche dringend Abstand, auch von Thomas, sie gingen sich auf die Nerven, sie müsse jetzt weg. – Ob wir morgen zu ihrem Vortrag über Hannah Ahrendt kämen? Dann sollten wir doch mit zwei Autos kommen und Umzugskartons mitbringen für ihre Sachen, sie käme dann mit zu uns in die Einliegerwohnung. – Wie sie sich das vorstelle, Leonie sei doch gerade dort? – Sie werde sich schon arrangieren, aber sie müsse jetzt hier raus, wenigstens für die nächsten drei Monate. Sie müsse sich jetzt wehren lernen, das habe sie früher zu wenig getan, auch uns gegenüber. Und nun hätten wir – sinngemäß – die verdammte Pflicht und Schuldigkeit, sie jetzt aufzunehmen.

11. September 96

Inzwischen ist viel passiert.

Als wir am Tag nach Stanzis nächtlichem Anruf, dem 4. August, zum »Oberwelt«-Fest kamen (ich war nach einer sorgenvoll durchwachten Nacht total am Boden zerstört; Thilo, der mitkam, baute mich wieder ein wenig auf), glänzte Stanzi, sagte: »Es tut mir leid, wenn ich euch gestern erschreckt habe«, hielt ihren Vortrag über Hannah Ahrendt – und kam nicht mit zu uns. Ein paar Tage später machte sie einen Besuch, blieb aber nicht über Nacht. Alles wieder in Butter?

Keineswegs.

Mitte August kam Stanzi dann endgültig zu uns, zum »Urlaubmachen«, war abgemagert und total zerbröselt. Thomas hatte sie rausgeworfen… Und so nach und nach kam dann einiges zur Sprache, was uns verstehen ließ, warum sie mit den Nerven so herunter war.

Sie war recht fatalistisch, hatte resignierende Selbstwertverluste und Sinnverluste …

Wir führten viele Gespräche miteinander; wenigstens langte sie beim Essen kräftig zu, ich tat auch mein Bestes mit Kochen, und nun, nach drei Wochen, steht sie wieder ganz gut auf den Beinen, hat Lebensenergie, geht mit gewisser Befriedigung nach H. in ihre neue Stelle. Jedenfalls war es richtig, dass wir die Einliegerwohnung nicht vermietet haben, wie ursprünglich geplant, so hat sie hier bei uns doch ihr eigenes kleines Reich.

Roland und ich waren nun für eine Woche im Sächsischen Vogtland, im so genannten »Musikwinkel«. Es war schön dort, landschaftlich, kulturell und menschlich, wir lernten viel Neues und Interessantes kennen. Stanzi hatte solange das ganze Haus und das Auto zu ihrer Verfügung – und genoss das. Sie schrieb uns einen sehr lieben Brief in den Urlaub – und da sie bei unserer Abreise noch nicht so ganz stabil gewesen war und wir etwas »bibberten«, wie wir sie beim Heimkommen antreffen würden, beruhigte uns ihr Brief sehr und freute uns überdies:

DIENSTAG, 3.9.96

Geliebte Eltern,

Es ist wirklich sehr schön in eurem Haus. Ich genieße es gerade sehr, dass ich hier sein darf und dass alles so liebevoll geschmückt, bepflanzt, mit Steinen und feinen Sächelchen bestückt ist. Ich erkenne meine Herkunft, die Wurzeln wieder und kann mich daran freuen. Überall steckt euer guter Geist darinnen – lange Zeit war's mir fast »verhasst«, weil ich nicht davon loskommen konnte. Ich kann es auch heute nicht, es quält mich aber nicht mehr, sondern ich kann 's genießen, als euers, seh' aus etwas mehr Distanz wieder besser, wer ihr seid, wie ihr seid, was euch ausmacht und was ich so sehr mag – eure schöpferische Art! Mama, du Künstlerin! Papa, du Hüter, Schäfer, Herzensmann!

»Alte Schöngeister!« *VIELEN DANK, Stanzel*

Auf die Rückseite schrieb sie:

Bei Schäfers gibt's viel Geschnickel (kleine feine Sachen) und Geschneckel (natürlicher Wildwuchs) – im Haus – im Garten.

Autofahren macht Spaß! Stanzel braust vergnügt zur Arbeit und genießt zwei Wochen Luxus (für alles gesorgt …); auch das Frisieren und Frisören macht mir wirklich Freude.

Am 1. Oktober 1995 bezog Konstanze ihre Wohnung in H. Von dort schrieb sie uns:

MONTAG, 28. 10. 96
Geliebte Eltern,
es geht mir gut – ich genieße die Tage sehr, als ein Geschenk – jede Stunde. Um all dies schätzen zu können, musste ich vielleicht noch einmal »fallen«.

Danke, dass ihr mich aufgenommen habt. Trotz meiner (liegt's vielleicht an der schwäbischen Mentalität?) »Bruddlerei« und »Schwarzmalerei« hab' ich es auch bei euch sehr genossen, hab's genossen, noch einmal mehr teilhaben zu dürfen an eurer »Realität«, an der Welt, die ihr euch zusammen geschaffen habt. Von da aus kann ich jetzt losgehen, mir meine zu schaffen – wünsche mir, dass es mir auch einmal gelingen wird, eine derartige kleine Welt, ein kleines »Universum« mit einem Mann zusammen zu schaffen und zu erhalten (ich denke immer noch an Thomas dabei).

Jetzt hab' ich ja erstmal eins ohne, das ist schon sehr schön.

Gestern waren Thilo und Katrin bei mir zu Besuch. Es war sehr schön, wir sind eine große Runde durch den Wald gelaufen. Bis dahin war auch mein Hefeteig eine Runde gegangen (ich hatte dummerweise auf den Vorteig verzichtet, außerdem die Hefe mit purem Zucker angerührt – also alles, um fürs nächste Mal zu wissen, wie ich's ganz richtig machen muss mit der guten, lebendigen Hefe …). Der Kuchen ist dann aber doch noch sehr lecker geworden.

Habe gestern auch erfahren, dass es Familienzuwachs gibt; das freut mich sehr, euch sicher auch. (Ich hatte ja das drängende Gefühl, ihr solltet endlich ein zweites Enkelkind bekommen – so ist es gut, wenn's jetzt von den beiden kommt – und ich kann bei der geringen Entfernung mich schon mal als Tante üben …)

In diesem Sinne und allen Sinnen zusammen, welche ja den Lebensgenuss ausmachen, wünsche ich euch schöne Herbsttage – es ist so herrlich draußen – ich machte schon einen einsamen Nachtspaziergang und drehe oft nach der Arbeit noch eine Abendrunde zum Ausklang des Tages … – gehabt euch wohl, genießt es, bis bald

Eure Tochter Konstanze

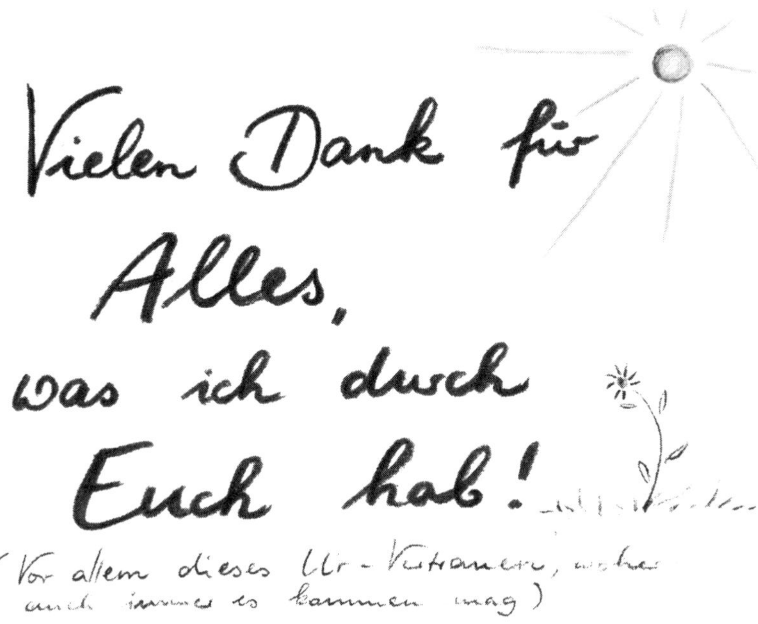

7. NOV. 96, 7.10 UHR (NACH DEM FRÜHSTÜCK)

Geliebte Mama, Sigrid,
es dämmert ein neuer Morgen herauf und ich bin schon wieder sehr verliebt in diesen Tag und ins Leben überhaupt. Das Frühstück genieße ich immer sehr, da kann ich meine Gedanken schweifen lassen, Gedanken an geliebte Menschen und an den neuen Tag. Das ist wohl meine Form des Gebets.

Mit jedem neuen »Zu-mir-Kommen« am Morgen freue ich mich ein bisschen mehr, denn ich bin sehr glücklich darüber, mich auf meinem Weg zu finden und damit auch endlich nach außen offenbaren zu können, wer ich bin und was mich ausmacht.

Sehr freue ich mich über den guten, tiefen Kontakt, den ihr möglich macht; wisse, dass ich dich sehr lieb habe – wirklich –, schon immer sehr lieb gehabt habe, aber die Lebensliebesgeschichte entfaltet sich ja erst so richtig mit der »Befreiung« jedes Einzelnen – sagen wir besser: Entfaltung. Und dafür möchte ich dir, möchte ich euch danken, dass es uns nun möglich ist, uns gegenseitig zu »sehen«, dass ihr zu mir kommt und euch interessiert für »meine Welt« und auch selbst so viel ausstrahlt von eurem inneren Reichtum.

Weißt du, es ist für mich dies zum ersten Mal so, dass ich den Mut finde, mich zu »äußern«, mein Gesicht zu zeigen vor euch – dass ich auch Lust habe, etwas zu erzählen, weil es nun Raum dafür gibt und ich mich nicht immer zurückziehen muss in eine völlige Traumwelt,weil ich halt die Kleinste bin und sowieso immer »mitlaufe«.

Vielleicht geht es dir auch so, wenn du zum Beispiel deine Mutter im Dr.-Vöhringer-Heim beim Chorsingen dabei hast, dass du ihr einfach zeigen möchtest, wer du bist, wie dein »öffentliches« Gesicht, außerhalb deiner Rolle als Tochter, aussieht. Ich wünsche dir, dass du von deiner Mutter diesen »Segen« bekommst.

Als ihr bei mir wart, war ich hinterher sehr bewegt, halb traurig, halb glücklich, erschöpft – denn es war für mich so, als habe ich diesen lang ersehnten »Segen« bekommen – das leben zu dürfen, was ich leben möchte, leben muss. Vielen Dank euch beiden!

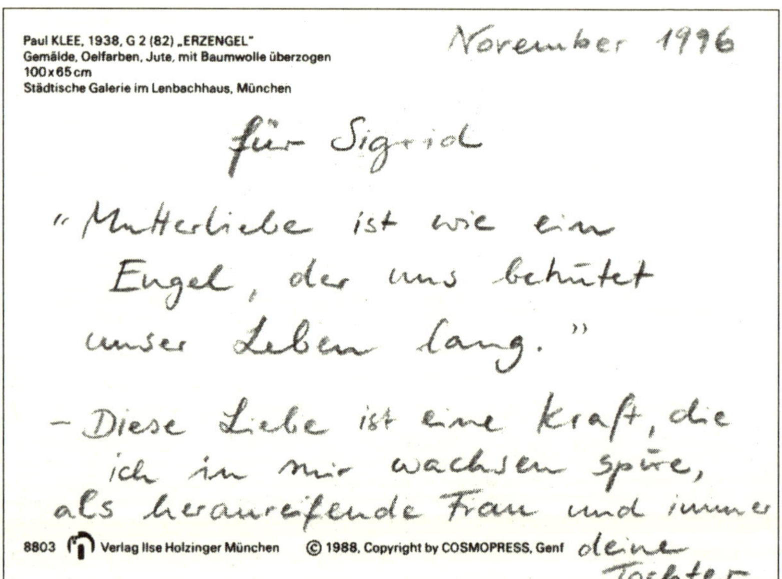
Paul KLEE, 1938, G 2 (82) „ERZENGEL"
Gemälde, Oelfarben, Jute, mit Baumwolle überzogen
100x65cm
Städtische Galerie im Lenbachhaus, München

November 1996

für Sigrid

„Mutterliebe ist wie ein Engel, der uns behütet unser Leben lang."

– Diese Liebe ist eine Kraft, die ich in mir wachsen spüre, als heranreifende Frau und immer deine Tochter

8803 Verlag Ilse Holzinger München © 1988, Copyright by COSMOPRESS, Genf

Eine weitere Karte vom gleichen Tag hatte sie nicht abgeschickt. Ich fand sie erst nach ihrem Tod bei ihren Tagebüchern:

7.11.96, 19.55 Uhr

Kleine Ergänzung:
Die Liebe der Mutter – Mutterliebe – kann ja nur ein Mann erwecken. Der Vater macht die Frau bzw. das Mädchen erst zur Frau und Mutter. Die viele Liebe, die ich von Thomas erfahren habe, befähigte mich erst dazu, diesen Zustand des Ausstreuens und Austeilens, ohne dessen müde zu werden, kennenzulernen. Bei meiner Ausbildung war das so und und ich bin noch in dieser Liebe.

So versteh' ich immer besser die Not unserer Zeit, wo es so viele Kinder ohne Väter gibt. Das allein will uns die Religion vermitteln, glaube ich. Jedenfalls ist und bleibt das Leben eine einzige großartige Liebesgeschichte zwischen uns allen …

Aus einem Brief von mir an Konstanze

11.11.96

Es hat mich sehr berührt, was du schriebst von deinem Gefühl, halt »die Kleenste« zu sein und einfach »mitzulaufen«, was wohl heißt, in der Wahrnehmung der eigenen Person auch etwas zu kurz gekommen zu sein, und dass du dich deshalb manchmal »in eine Traumwelt zurückziehen« musstest.

Jede Geschwisterposition hat ja ihre eigene Geschichte und Prägung in sich; und da bin ich selbst halt die Älteste gewesen mit allen Vor- und Nachteilen, allen Charakterstärken und Charakterschwächen dieser Position und deshalb hat sich vielleicht Stefi – weil in der gleichen Position – besser mit mir identifizieren können (und vielleicht auch umgekehrt) als du.

Wir beide müssen uns ein wenig mehr anstrengen, einander zu verstehen und einander gerecht zu werden, aber dann ist es umso schöner. – Es ist wohl auch so, dass die eigenen Kinder einfach dem Herzen besonders nahe stehen, man sagt »weil sie aus dem gleichen Fleisch und Blut sind«, aber ich denke viel eher deshalb, weil sie ein Stück weit das gleiche – oder ähnliche – Wesen, der gleiche Ursprung und die miteinander erlebte »Geschichte« verbindet.

Du bist – obwohl ich manchmal auch recht sauer war auf dich und mich innerlich auf *meine* Loslösung berufen habe – meinem Herzen immer nahe gewesen, und wenn es dir schlecht ging oder du dich irgendwie verrannt hattest, habe ich – gewollt oder ungewollt – mitgelitten. Insofern habe ich mich schon auch immer interessiert für »deine Welt«, sofern du mich – uns – daran teilnehmen ließest. Vielleicht – oder wahrscheinlich – habe ich sie nicht immer ganz verstanden.

Aber als Menschen, mit einer Stärke, die allerdings von der Selbstmotivation abhing, mit einem tiefen inneren Reichtum und einer Fülle guter Begabungen und Intuitionen habe ich immer an dich geglaubt und dich ernst genommen, und werde es auch in Zukunft tun.

Ich will dich aber in und trotz aller Liebe so weit loslassen, dass du dich nicht behindert fühlst und dass du *deinen eigenen Weg* gehen kannst und deine eigenen Entscheidungen triffst.

In meinem Tagebuch von 1986 habe ich einen Satz gefunden, den ich mir damals selbst »verordnete«:

»Loslassen lernen –
ein schwieriger Prozess
vom Freigeben,
das kein Aufgeben sein soll.«

Und in diesem Tagebuch habe ich auch Haikus gefunden – eine japanische Gedichtform, die wir in einem Studienseminar geübt und verinnerlicht hatten. Ich hatte dann für mich daheim einige Haikus gemacht, das heißt eigentlich für euch, nur zeigte ich sie damals niemandem. Nun will ich dir eines davon schenken:

Haiku für K. (1986)

Zartkleine Schwester
Im Dunkel ist dein Platz nicht
Steh auf, komm ans Licht!

13.11.96, 7.15 Uhr

Liebe Mama,

Herzliche Grüße aus dem schönen H., wo ich meine zweite Pubertät verbringe – Tagebuch schreiben, Musik hören, Kontrolle über mich selbst üben ...

Schön – ich genieße es, dass ich das alles tun darf und lernen kann, mich zu konzentrieren, hatte ich doch von Klein auf vier rege, lebendige Geister um mich herum, die so viel in mein Leben einbrachten.

Du sollst wissen, dass ich an euch denke.

Die Salonleiterin ist gerade im Urlaub, dann sind die »alten« B.s immer da. Ich schätze sie sehr – ein weises Friseurehepaar mit viel Erfahrung. Weißt du, es ist mir wichtig, von vorhergehenden Generationen zu lernen.

Verzeih auch, wenn wir dir gegenüber (wir Kinder) oft so hochmütig erscheinen. Es ist nicht so gemeint. Bin mir durchaus über deinen Hintergrund bewusst, und ich achte und respektiere deine Haltung in vielen Dingen sehr – entwicklungsfähig bleiben wir ja alle unser Leben lang. Ganz wichtig dabei ist eine große Portion Humor, wie ich mehr und mehr feststelle. Seit ich mich selbst nicht mehr so ernst nehmen kann und wirklich innerlich anfange, über mich selbst als das fehlerhafte Menschlein, das ich bin, zu lachen, zu schmunzeln – seitdem bin ich viel weniger angreifbar und verletzlich geworden und kann auch den anderen viel mehr nachlassen. Das ist es doch, was uns so liebenswert macht – dass wir alle Spieler sind und bleiben, Spielkinder, die nie wirklich »erwachsen« werden. Das müssen wir ja auch gar nicht, wenn man darunter ein gottgleiches Verhalten versteht. Bewahren wir uns lieber das, was uns im besten Fall möglich ist: Vertrauen, Kreativität, Humor – alles Eigenschaften, die wir bereits als Kinder haben, und die zeitweise verdeckt werden; aber wir können immer darauf zurückgreifen.

So, jetzt muss ich aufbrechen. – Bis später. Auch das können wir nachholen, dass ich früher so wenig hatte, was ich dir erzählen wollte/konnte, worunter ich manchmal auch sehr gelitten habe. Alles wird gut! Liebe Grüße, *Stanzel*

(Anmerkung: Das Unterstrichene war bei Konstanzes Originalbrief mit breitem Stift grün überleuchtet.)

Zwei kleine Zettel lagen noch im Brief vom 13.11.96:

1. Zettel:
Im Spiel des menschlichen Treibens kannst du jeden »Gegner« mit seiner eigenen Waffe abwehren. (Psychologen sagen: Die eigene Schwäche zur Waffe machen) Dazu musst du nur innerlich auf Distanz gehen und dann innerlich liebend lachen und niemand wird dich mehr verletzen können, wenn du es nicht selbst so willst, außer dem Tod. Akzeptiere deine Vergänglichkeit und du bist frei, zu lachen, zu spielen, Freude zu haben.

2 . Zettel:

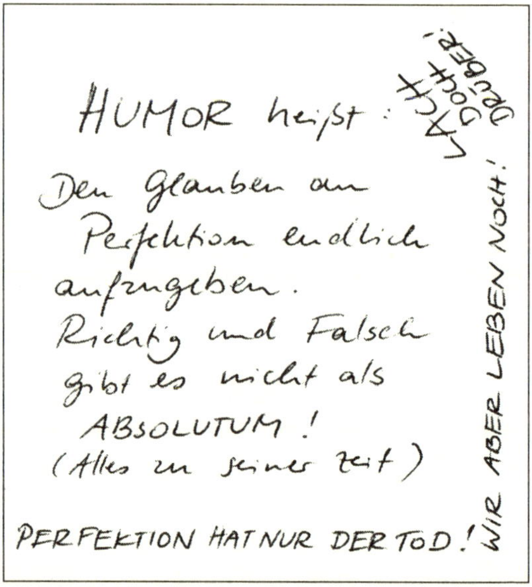
HUMOR heißt:
LACHT DOCH DRÜBER!
Den Glauben an Perfektion endlich aufzugeben.
Richtig und Falsch gibt es nicht als ABSOLUTUM!
(Alles zu seiner Zeit)
PERFEKTION HAT NUR DER TOD!
WIR ABER LEBEN NOCH!

Zu nachfolgendem Gedicht (S. 197):

25./26.11.96
Liebe Mama.
Das hab' ich zwei Wochen nach meinem Einzug geschrieben, wollte es dir eigentlich schon lange geben – Papa hat was gekriegt zum Allerheiligen, jetzt sollst du was kriegen – fürs LEBEN nach dem

Totensonntag. Und wisse, dass ich dich sehr, sehr lieb habe – es ist toll, euch beide zu haben – und ich fühle mich jetzt ganz, weil ich mich endlich mit euch beiden identifizieren kann – seid ihr doch so unzertrennlich verbunden, seit es mich gibt – so wirkte das jedenfalls immer auf uns alle drei und gab uns sicher eben den Grund für unsere zwar verschiedenartige, aber doch bei allen Dreien so tief ausgeprägte Religiosität, in drei verschiedenen Formen.

Auch wenn du es niemals zu spüren bekamst so richtig, ich habe mich schon als Kind sehr stark mit dir identifiziert – deshalb auch viel geträumt vom Malen – letztendlich aber doch mit dem Wunsch, Hausfrau, Mutter zu werden. Allerdings waren eure Vorgaben – ihr habt euch ja beide bemüht, »perfekt« zu sein im positiven Sinne – sehr hart, ich hatte immer das Gefühl, niemals so sein zu können. Jetzt fühle ich mich reif und groß genug für eigene Entscheidungen. Weiß, was ich will !!!

Vielen Dank – ich freue mich schon auf das nächste Treffen mit euch und habe eine wunderschöne Überraschung zum Heiligabend. Mehr wird nicht verraten! Alles zu seiner Zeit.

(Ergänzung: Die Überraschung war, dass Thomas zu ihr zurückgekehrt war. Ihre Freude darüber konnten wir nicht ganz teilen – wir waren eher etwas skeptisch und vorerst zurückhaltend – äußerten das aber ihr gegenüber nicht. Wie sehr und wie ausschließlich sie ihn liebte, das begriffen wir erst später.)

Afrika – wie es in H. lebt

Es sind die kleinen täglichen
Erfindungen
die mir Spaß machen.
Gibt es etwas Lustvolleres, als
sich mit der Wäsche in
die Wanne zu setzen, um
Haut und Stoffhaut,
die zweite also – zu reinigen
zu rubbeln zu waschen?

Gibt es etwas Beruhigenderes
als die Zeitverschwendung,
einen Weg zu gehen oder
mit dem Zweirad zu strampeln,
der ganz schnell auch motorisiert
zurückgelegt werden könnte?
Erfüllt nicht der im Freien
(des Winters) aufgebaute
Holz-»Kühlschrank« das kleine
Herz mit Genugtuung und Stolz? –;
Die Wandelbarkeit von Bettwäsche zu
Vorhangbahnen, Knopfleisten und
Büroklammern als Aufhänger, den
Geist mit Befriedigung? In der Tat
eine sehr entspannende Tätigkeit, das
eine oder andere in etwas Drittes zu
verwandeln. Farbeimerdeckel-Lampenschirm.

Ich bin aber durchaus sehr dankbar für eine Waschmaschine in der Zwischenzeit.

Träume sind zum Träumen da –
sie machen Kleinstes zu großem
Reichtum im Herzen.

27.11.96
Liebste Konstanze,
Heute kam dein Brief an, mit dem Gedicht für mich. Es ist wirklich was fürs LEBEN nach dem Totensonntag, was du mir geschenkt hast: ich danke dir ganz innig für all deine Liebe, die in dieser Zeit so reich auf uns zurückkommt.

Ich empfinde unsere Beziehung wirklich wie ein ganz neues Geschenk. Nach der für beide Seiten nicht so einfachen Loslösephase, in der wir doch im Grund nicht viel voneinander wussten (was die andere wirklich dachte und empfand), ist nun die – im Anfang halt einfach sich ergebende – Hierarchie »Eltern-Kinder« aufgelöst, und wir können als gleichrangige Partner aufeinander zu- und miteinander umgehen.

Wir Eltern haben zwar – einfach bedingt durch unser längeres Da-Sein – in manchen Dingen einen größeren Erfahrungsschatz, aber umgekehrt können wir von unseren Kindern lernen, nicht gedanklich zu verkrusten, Dinge immer wieder zu hinterfragen, uns selbst zu hinterfragen.

»Meine Kinder waren meine besten Lehrmeister«, habe ich vor einigen Jahren in einem Erwachsenenbildungsseminar gesagt. Das war, als ihr noch weitgehend »daheim« unter der Verantwortung von uns Eltern wart – und Lernen ist ja oft auch etwas mühsam und nicht unbedingt bequem, aber es bringt weiter, und nachher ist man froh über das »Gelernte« oder Erkannte. Ich habe dich auch sehr lieb, du meine geliebte Jüngste, und ich weiß, dass du ein Menschenkind bist mit ganz besonderen Gaben und Fähigkeiten, und dass du aus einer großen Fülle schöpfen kannst und deinen Mitmenschen viel geben kannst.

Ich wünsch' dir halt von ganzem Herzen, dass du den Partner findest, der das erkennt – und der nicht nur nehmen, sondern auch geben kann.

Familie zu leben – ein kleines Bollwerk in dieser so hektischen, bindungsunwilligen Zeit dagegenzusetzen, ist meines Erachtens etwas sehr Wichtiges; es ist gar nicht so »alt-modisch«, wie manche etwas abfällig meinen, sondern viel »moderner« und auf die wirklichen Bedürfnisse mehr bezogen als eine oft falsch verstandene Selbstverwirklichung in schrankenloser »Freiheit«.

Andererseits beneide ich dich um deinen derzeitigen Zustand des Alleinlebens und Für-dich- oder Bei-dir-Seins fast ein bisschen. Genieße diese Zeit und diesen Zustand, liebste Konstanze! Du bist so phantasievoll, dass es dir selbst nicht langweilig wird. Und wenn du jemand zum Gedankenaustausch brauchst, so ist auch sicher immer jemand da, ob in persona oder über den Draht.

Wie geht es deiner lieben Rose? Blüht sie noch?

Ich habe dir eine Passage aus dem Buch von O.G. Wittgenstein abgetippt, das ich zur Zeit lese; sie bringt die Ambivalenz unseres menschlichen Daseins zum Ausdruck: *Eine* Sehnsucht bleibt immer!

»Jeder Mensch ist sich ein Rätsel,
ob er es sich stellt oder nicht.
Er ist sich ein Rätsel, auch wenn er auf die Lösung verzichtet.
Der eine sucht die Antwort aus sich selbst heraus zu finden. Ein anderer erforscht sie im jeweils anderen. Der eine nimmt an, er sei ein Individuum, ein unteilbar einmaliges Wesen. Dann erlebt er, dass er ohne Beziehung zu anderen und ohne Bezogenheit von anderen nicht da sein kann.
Ist der Mensch ausschließlich als Individuum denkbar, wenn er andere Menschen benötigt, sein eigenes Rätsel zu lösen?

Er will einsam sein
– und er ängstigt sich, wenn er allein ist.
Er fühlt sich wohl unter anderen
– und er fürchtet in der Masse der anderen unterzugehen.
Er sucht eine Familie, die ihn in ihren Schoß aufnimmt:
– zugleich möchte er diese Familie beherrschen.
Er sucht einen Partner, der um ihn sei;
– zugleich sucht er den gleichwertigen Partner, der ihm Gegenpart sein kann.
Er sucht im Diesseits und Jenseits nach dem DU. Er will sich gegen das Du durchsetzen;
– zugleich möchte er von ihm gehalten sein.
Er sucht seinen eigenen Standpunkt
– und ersehnt sich einen Glauben, in dem er stehen kann.
Er möchte normal sein wie alle anderen,
– und er strebt danach einmalig zu sein, so wie kein anderer ist.«

Deine Wohnung hast du dir wunderschön eingerichtet, und du fühlst dich ja auch ganz (+) wohl darin – sie trägt so richtig deinen Stempel und atmet deinen Geist – wir kommen gern zu dir! Wir freuen uns aber auch, wenn du zu uns kommst.

Es geht inzwischen auf 2 Uhr nachts zu – du liegst sicher schon lange in deinem Bett; diesen Zustand will ich nun auch anstreben, nicht ohne vorher noch ein paar liebe Gedanken nach H. zu schicken.

In großer Liebe, Deine Mama Sigrid

Nachdem wir am 30. Januar 1997 von einem Urlaub zurückgekommen waren, traf einen Tag später ein Briefchen von Stanzi ein, in Druckschrift geschrieben und mit zwei Blümchen verziert:

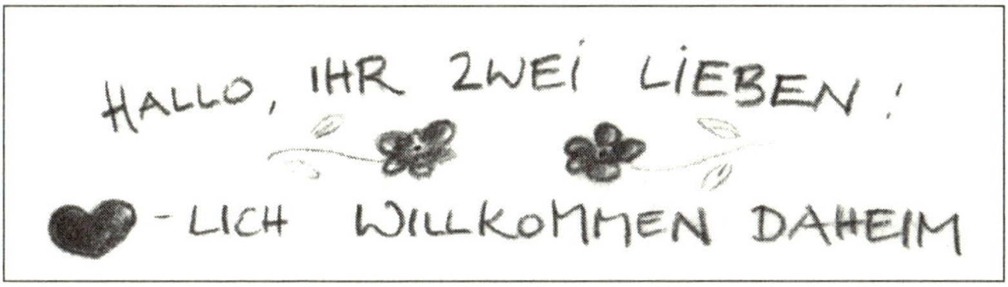

HALLO, IHR ZWEI LIEBEN!

-LICH WILLKOMMEN DAHEIM

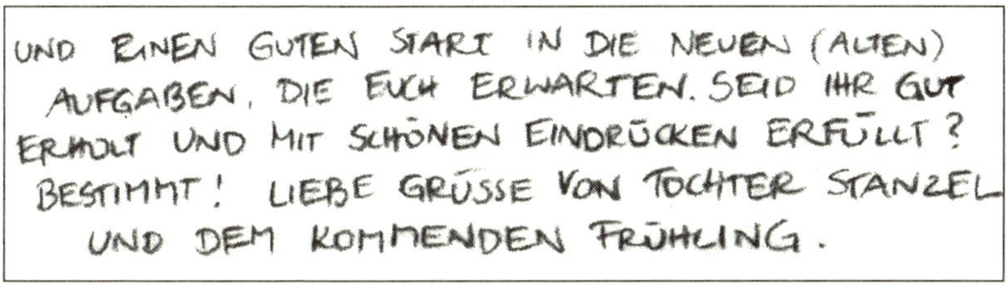

UND EINEN GUTEN START IN DIE NEUEN (ALTEN) AUFGABEN, DIE EUCH ERWARTEN. SEID IHR GUT ERHOLT UND MIT SCHÖNEN EINDRÜCKEN ERFÜLLT? BESTIMMT! LIEBE GRÜSSE VON TOCHTER STANZEL UND DEM KOMMENDEN FRÜHLING.

Auf dem Briefumschlag stand hinten statt des Absenders:

DAS ZAUBERWORT:
VERTRAUEN = KRAFT

Ein Traum

IM SEPTEMBER 1996

Ich träumte ihn kurz nach dem Tod eines Menschen, dessen Sterben mir sehr nahe ging:

Da war eine Art Grabdenkmal, und darum herum – in hellen und dunklen Farben – große Steine, archaisch in ihren Formen, aber doch so zueinander geordnet, dass es aussah wie eine Sitzgruppe, wie in einem Zimmer. Rechts, vielleicht 50 Meter weg, stand nochmals ein einzelnes hohes Steinmal.

Mich interessierte das Ganze; zuerst stand ich davor, dann flog ich darüber, um alles besser zu sehen.

Da kamen weiße Gestalten hervor, eine nach der anderen, die Gesichter waren nicht erkennbar; sie schritten – in langen weißen Gewändern, lautlos und fast statuarisch – von der linken Steingruppe nach rechts, außer dem langsamen Schreiten bewegte sich nichts an ihnen.

Mir wurde bewusst, dass es Tote waren; ich schwebte darüber und sah diese lautlose Prozession von oben. Da plötzlich hob eine der Gestalten den Arm in einer gebieterischen, herabholenden Bewegung; ich spürte einen unwiderstehlichen Sog, wusste, dass ich mich nun auch zu ihnen einreihen musste, war im Grunde einig damit, und konnte doch ein tiefes Seufzen nicht unterdrücken: Nun musste ich also sterben …

Dieses Seufzen hörte Roland, er rief mich beim Namen – und ich erwachte.

Dieser Traum bekommt für mich jetzt, im September 1997, noch eine mit neuem Sinn gefüllte Bedeutung: Ich wünsche mir, dass er so einmal in Erfüllung gehe.

Nahe Erinnerungen:

Die Goldene Konfirmation

Eines der schönsten und kostbarsten Bilder, die ich von Konstanze in meinem Herzen bewahre, ist das einer strahlend frischen, zarten jungen Frau, die in dunkelblauem Mantel und buntem Schal auf ihrem Fahrrad daherkam, vor uns abstieg, uns mit Kuss und Umarmung begrüßte und – da war.

Da zur Feier der Goldenen Konfirmation ihres Vaters. Die Konfirmanden und Konfirmandinnen von 1947 feierten dieses Fest zusammen am 13. April 1997 in dem so überaus hübsch und liebevoll restaurierten Kirchlein in U. Die Liturgie hielt der Ortspfarrer, die Predigt ein damaliger Mitkonfirmand, jetzt Pfarrer im Ruhestand, Gerhard K. Seine Worte waren persönlich gehalten, mit von der Erfahrung eines langen Lebens geprägtem theologischem Tiefgang.

In der Kirche befand sich Roland bei den anderen Goldenen Konfirmanden, die einmal auch gemeinsam zum Altar traten; Konstanze und ich saßen in einer Bank auf der gegenüberliegenden Seite nebeneinander, sangen zusammen aus einem Gesangbuch.

Nach dem Gottesdienst bekamen wir noch die Besonderheiten der ursprünglich gotischen Dorfkirche erklärt, die in ihrer Art ein Schmuckkästchen ist. Stanzi hörte auch zu.

Danach Ständerling vor der Kirche, bevor es zum gemeinsamen Mittagessen ins Gasthaus gehen sollte. Wir fragten Stanzi, ob sie mitkommen wolle, wir hätten sie gerne eingeladen. Sie lehnte dankend ab: Sie habe Thomas versprochen, dass sie zum Brunch mit ihm wieder zuhause sei. Stieg auf ihr Fahrrad und fuhr fröhlich los, Richtung H. Roland und ich schauten ihr nach, bis sie verschwunden war.

Zuvor jedoch hatten wir sie Gerhard K., dem Pfarrer, vorgestellt. Er und Roland waren einst eng miteinander befreundet gewesen, hatten sich dann aber aus den Augen verloren. Nun sprang der Funke wieder über, und es wurde beschlossen, den Kontakt neu aufleben zu lassen. Unser erstes Zeichen an Gerhard in dieser Hinsicht war nun leider unsere traurige Post. Seine Briefantwort machte uns sehr nachdenklich:

»Euer Brief hat uns ganz verstört. Unablässig werde ich an den Augenblick erinnert, in dem eure Konstanze vor mir stand: ein schmales Gesicht mit einer so starken Kraft des Ausdrucks, dass ich fast nicht wagte hinzusehen; und doch blieb dieser Augenblick haften. Mir war sogleich bewusst, dass ich für diese Erscheinung keine Worte hatte.

Wenn mich dieser Augenblick nicht loslässt, wie sehr müsst ihr bedrängt sein von euren Erinnerungen?«

Das Geburtstagsfest I

Am Samstag, dem 3. Mai 1997 wurde Konstanze 27 Jahre alt. Dazu hatte sie per Briefchen eingeladen:

Lieber Roland, Babba,
liebe Sigrid, Mama,

Five o'clock tea und petit buffet
Ihr seid herzlich eingeladen zur Feier im kleinen Kreis.

Weitere Gäste: Bärbel, Diana, Judith, Martina mit Mutter, Thilo und Katrin, Julia mit Kind und Vater – wenn alle kommen können.

Ich würde mich sehr über eine kleine Filmvorführung freuen, vielleicht mein Kinderfilm?

P.S.: Bitte irgendein Musikinstrument oder eine Teetasse mitbringen!

Es konnten leider nicht alle kommen, die eingeladen waren, aber die, welche da waren, fühlten sich pudelwohl bei Stanzi. Wir saßen auf ihrer hübschen kleinen Terrasse, aßen ihre neuerliche Spezialität, Apfelkuchen mit Hefeteigboden, und es wurde viel geredet und gelacht. Bärbel war zwar verreist und hatte deshalb nicht kommen können, aber Judith und Diana hatten Fotoalben mitgebracht: das vierblättrige Kleeblatt der Freundinnen hatte früher viel Spaß miteinander gehabt, bei gemeinsamen Unternehmungen und Reisen, bei Feten, daheim. Bei Stanzi hing ja auch ein aus vielen Fotos zusammengesetztes Bild vom Perücken-Spiel mit Bärbel.

Was mich erstaunte und zugleich freute: Stanzi, die früher ähnlichen Bemühungen von mir immer äußerst skeptisch gegenübergestanden hatte, verteilte Liedblätter mit Frühlingsliedern, die wir – mit Untermalung durch die mitgebrachten Kleininstrumente – miteinander auf der Terrasse sangen.

Dann machten wir alle zusammen einen Spaziergang: Von Stanzis Wohnung aus war man ja gleich im Grünen, bei den Wiesen- und Baumgärten am Hang. Konstanze und Thomas drehten da oft ihre Runden, wenn sie nicht, wie sie uns deutend zeigte, in die andere Richtung zum Wald hin wanderten.

Als wir nun an einer eingezäunten Wiese vorbeikamen, auf der unten ein paar Schafe grasten, erzählte sie fröhlich, wie sie kürzlich mit denen geredet habe und sich dann alle zu ihr hin in Bewegung gesetzt hätten – das habe lustig ausgesehen.

Danach gab's das »petit buffet«, von Stanzi und Thomas liebevoll hergerichtet. Thomas wirkte ein wenig zurückgenommen, und als ich ihn fragte, ob er nächste Woche wieder nach Leonberg fahre zu der Arbeit, die er dort gehabt hatte, sagte er »Nein«. Ich fragte dann nicht weiter,

Er hatte Konstanze, da sie ja in letzter Zeit so gerne sang, zum Geburtstag einen Gutschein geschenkt, in dreierlei bunten Farben geschrieben:

KONSTANZE ZUM 27. GEBURTSTAG
EIN GESANGBUCH
NACH DEINEM GESCHMACK
IN LIEBE
DEIN THOMAS

Als es dunkel wurde, ließen wir noch Konstanzes Kinderfilm laufen. Jedes unserer Kinder hatte aus seinen ersten Lebensjahren einen eigenen Film, den sie früher – und seit neuestem wieder – immer gerne anschauten.

Stanzi war ein bezauberndes Baby und Kleinkind gewesen; auf ihrem Film waren natürlich oft die Geschwister mit drauf.

Alle, die da waren, freuten sich auch diesmal daran und an anderen Filmen aus der Kindheit. Konstanze meinte danach scherzhaft: »Nun schauen wir uns schon unsere Vergangenheit an, statt in der Gegenwart zu leben ...«

Das Geburtstagsfest II

Am 13. Mai hat Roland Geburtstag.

Da das Wochenende danach schon Pfingsten war, feierten wir ihn in jenem Jahr am vorhergehenden Sonntag, dem 11. Mai 1997. Es war kein runder Geburtstag, und doch hatten wir dieses Mal, einer spontanen Eingebung folgend, ein paar Familienmitglieder mehr eingeladen als sonst. Gekommen waren Stefanie, Jürgen und Leonie; Thilo, Katrin und Anna Lena; Konstanze und Thomas; meine Schwestern Gerlinde und Ursula, Schwager Peter; Omi und Tante Ruth.

Meine Schwestern sagten mir später beide, wie froh sie nachher waren, bei diesem Fest mit dabei gewesen zu sein und so Stanzi noch einmal erlebt zu haben.

Sie hatte für ihren Babba sogar eine kleine Aufführung vorbereitet. Ich sehe das Bild noch vor mir:

In der Türöffnung unseres Wohnzimmers das aufgestellte Bügelbrett, darüber ein Tuch geworfen – das war die Kulisse. Auf dem Brett ein kleines Spielzeugkrokodil (übrigens das Wahrzeichen von Thomas, er sammelte kleine Nachbildungen von Krokodilen jeder Art), das immer wieder in Bewegung gesetzt wurde.

Dahinter hockten Stanzi und Thomas, sie mit einer lustigen Kappe auf dem Kopf, er mit einer Maske vor dem Gesicht, und sprachen den Text, den Konstanze geschrieben hatte. Der Dialog war so angelegt, dass sie als »Fräulein Schafskopf« die kleine Unwissende, Fragen Stellende war, und er als »Dr. Magister Maggikraut« der Mann mit dem Durchblick, der die Fragen beantwortete.

Die Aufführung, »Käschperle« betitelt, war lieb und nett – aber unser Unterbewusstsein gab Störfeuer, auch das von Stefi und Thilo, wie sie uns später bestätigten. Sie war zu lieb und nett, etwas zu simpel gestrickt, das Spritzige, Hintergründige fehlte, wie wir es sonst von unseren Kindern – auch von Stanzi – gewohnt waren.

Ihr war das wohl selbst bewusst, denn sie erklärte, es habe halt pressiert; eigentlich habe sie ein Lied singen wollen, es mit Thilo, der die Musikbegleitung machen sollte, zusammen üben. Aber der hatte keine Zeit gehabt und auch gemeint, es sei vielleicht zu melancholisch für so einen Anlass. So hatte sie halt schnell über Rolands Lebenslauf und die Frage, was man ihm schenken könne, den Dialog zwischen Fräulein Schafskopf und Dr. Magister Maggikraut geschrieben, den Roland dann nach der Aufführung im handschriftlichen Original überreicht bekam. Auf der Rückseite des ersten Blattes hatte sie angefangen, ihre Skulptur »Gott und der Mensch« abzuzeichnen. Die Zeichnung ist unfertig, das hilfeflehende, verzweifelte Menschlein ist nicht mit darauf; sie entschuldigte das damit, dass sie habe aufhören müssen, weil da Stefi und Jürgen mit dem Auto gekommen seien, um sie und Thomas für die Fahrt zu uns abzuholen. Roland meinte noch herausgehört zu haben, dass ihr »Nicht-damit-Fertig-Werden« sich auf Schwierigkeiten – eine innere Blockade – beim Abzeichnen des Menschleins bezogen hätten.

Auf jeden Fall: eine etwas seltsame Zusammenstellung, das fiel uns schon damals auf: – der Titel »Käschperle«, – der Inhalt eigentlich recht ernsthaft und fast bieder, – die halbfertig abgezeichnete Steinfigur mit ihrer existenziellen Aussage, – irgendwie passte das alles nicht so recht zusammen. So richtig Gedanken darüber machten wir uns allerdings erst später und kamen doch zu keinem gültigen Ergebnis.

Thomas hatte hinter der Maske gesprochen, hatte auch sonst etwas bedrückt gewirkt; wir schrieben das seiner Arbeitslosigkeit zu und wollten durch Fragen nicht noch in seiner Wunde bohren.

Konstanze gab sich heiter, nicht auf eine ausgelassene, sondern auf eine mehr besinnliche Art.

Als so etwa um 22 Uhr der große Aufbruch der Gäste war, blieben Thilo und Katrin, Konstanze und Thomas noch ein Stündchen da. Wir bekamen alle nochmals Appetit, ich holte Brot und Käse, Roland etwas zu trinken – und da saßen wir sechs noch dicht beisammen, an dem schmalen Biertisch auf den zwei Holzbänken ohne Lehne, die wir tags zuvor erst erstanden hatten, ließen es uns schmecken und plauderten. Danach dachten Thilo und Katrin mit Anna Lena auch ans Heimfahren; sie wollten Thomas und Konstanze mitnehmen und in H. absetzen. Wir verabschiedeten uns alle mit Kuss und Umarmung voneinander, wie immer; ich nahm Stanzis Bild in mich auf, sie gefiel mir heute besonders gut in ihren Jeans und dem neuen Blüschen aus Batist mit buntem Blumenmuster. Dann ging ich mit bis zur Haustür, Roland bis zum Auto. Ich winkte den vieren nach – ohne auch nur im Entferntesten zu ahnen, dass es das letzte Mal sein würde, dass ich meine Jüngste, meine Stanzi, lebend sah.

Zwei Tage nach Rolands Geburtstag wird nun immer, für alle Zeiten, die wir leben, Konstanzes Todestag kommen.

Tragender Grund

Wenn wir gezwungen sind, die Wüstenstrecken unseres Lebens zu durchwandern, hilft nur klares, einfaches Wasser zum Überleben.

Wenn uns der Boden unter den Füßen entzogen wird, wenn alles um uns her ins Wanken kommt, wenn wir zu stürzen oder zu versinken drohen, dann suchen wir Grund, der trägt.

Für uns ist es im Danach erstaunlich, zutiefst bewegend, wie oft uns von Menschen, die ihr Christentum nicht wie ein Aushängeschild vor sich hertragen, von denen wir ahnen, dass sie fragende Zweifler sind wie auch wir, wie oft uns von solchen Menschen Tröstungen zukommen, die auf Bildern und Worten der biblischen Botschaft beruhen; dass Menschen uns zusagen, für uns zu beten, die wir bisher – wenn wir uns überhaupt darüber Gedanken machten – nicht für große Beter gehalten hatten.

»Gottes Barmherzigkeit sei mit euch ...«,
»Gottes Liebe tröste euch ...«,
»Ein Kind zu verlieren ist ein Teil von einem selbst hergeben;
möge Gottes Hand euch schützen und tragen ...«,
»Wir erbitten für euch von Gott viel Kraft ...«

Wie viele das Wort »Gott« wieder finden, wenn es im Leben extrem wird! Die jeweilige unterbewusste persönliche »Exegese« mag theologischen Maßstäben vielleicht nicht immer entsprechen – oder sogar widersprechen –; das ist nebensächlich.

Auch Konstanze war nicht »fromm« im herkömmlichen Sinn, dafür war sie viel zu eigenständig im Denken, hatte ihre eigenen Vorstellungen von Jesus Christus, *ihre* Auslegung und Sinngebung des Wortes »Gott«, für das wir ja alle – auf welcher Lebensstufe, in welchem religiösen Umfeld wir uns immer befinden – unser eigenes, persönliches Bild haben. Kein Gottesbild ist genau gleich wie das andere! Wir haben alle unsere ureigenen Vorstellungen, im Herzen, im Verstand. Und über keines steht uns ein Urteil zu. Gott jedoch ist größer als unser Herz – und ganz gewiss größer und anders, als unser Verstand und unser Vorstellungsvermögen ihn begreifen können.

Hätte Konstanze in früheren Jahrhunderten gelebt, sie wäre sicherlich als Ketzerin verfolgt worden. Sie hielt sich an das, was sie glaubte, im Leben und im Sterben, davon bin ich zutiefst überzeugt. Denn wo sonst wollte sie den Frieden finden, den sie – als schon immer Suchende – für sich erhoffte?

Neben ihrem Bett fanden wir die aufgeschlagene Bibel: bei Psalm 6.

Ein Vers von Werner Bergengruen war und ist mir ein tiefer Trost, wenn ich an ihren letzten Weg in der Morgenfrühe des 15. Mai denke – dass es trotz allem ein begleiteter Weg war:

»Engel, führ mich, wie es sei,
einmal noch, dann bist du frei.
Nimm von meiner Brust den Stein,
lass mich, Engel, nicht allein.«

Wir reihen uns ein in die lange Tradition der Leid Tragenden, der Trost Suchenden, der Getrösteten und Tröstenden.

Viele von ihnen haben – in einem Schatz von Literatur – Zeugnis hinterlassen, seit Jahrhunderten, genauer: seit zwei Jahrtausenden, dass der Boden trug, auf dem sie gingen; er trägt auch heute noch, wo andere Böden durchbrechen. Wenn wir darüberhüpfen, unbeschwert, halten sie aus, aber wenn die Lasten, die wir mit uns tragen müssen, schwerer werden, geben sie nach.

»Man muss glauben
oder verzweifeln« (Pascal).

Ich mochte diesen Ausspruch von Blaise Pascal bisher nicht sehr, das muss ich zugeben. Er schien mir zu rigoros, zu ausklammernd, zu fordernd. Nun, nach den Erfahrungen der letzten Zeit, erkenne ich seine – harte – Wahrheit. Es gibt wirklich nur zwei Alternativen:

- Glauben, das heißt eine Hoffnung haben, auch ins Verborgene, Unfassbare hinein,
- oder am Sinn des Lebens – und folgerichtig auch des Sterbens – verzagen, verzweifeln.

Selbst George Bernard Shaw, der alte Spötter, erkannte das:

»Ich bekenne, dass ich, nachdem ich 60 Jahre Erde und Menschen studiert habe, keinen anderen Ausweg aus dem Elend der Welt sehe als den von Christus gewiesenen Weg. Es ist unmöglich, dass die Erde ohne Gott auskommt.«

Nach Pascal und Shaw noch ein Wort von Friedrich Hölderlin, dem Dichtersohn meiner Heimatstadt:

»Glaube und Liebe und Hoffnung
sollen nie aus meinem Herzen weichen.
Dann gehe ich, wohin es soll,
und werde gewiss am Ende sagen:
Ich habe gelebt!«

Nachdem ich all das Obige geschrieben hatte, merkte ich:

Noch ein Satz hat sich in meinen Kopf und in mein Herz eingeschlichen, fast unmerklich zuerst, hat sich dort eingenistet, hält nun seinen Platz, ist fast immer präsent: »Lehre uns bedenken, dass wir sterben müssen, auf dass wir klug werden.« (Psalm 90, 12)

AUF DASS WIR ENDLICH KLUG WERDEN!

Wie ein kostbares Geschenk

Jürgen, Stefanies Mann und Konstanzes Schwager, gab uns bei ihrer Beerdigung auch von jenem Trost mit, der hilfreich und tragfähig ist: in eigenen Worten, in Worten der Bibel, und in Worten eines jungen Menschen, der durch die Art seines Lebens und Leid-Tragens bis zum Sterben Vorbildfunktion erlangte: Dietrich Bonhoeffer.

»... Konstanze konnte so intensiv da sein, und sie war es für manche von uns noch in den letzten Wochen, in denen wir sie oft gesehen und erlebt haben ... Sie war voll Sehnsucht und zugleich auch voll Liebe … Sie hat sich dafür entschieden, einen Weg zu gehen, der keine Rückkehr mehr erlaubt. Sie hat ihr Herz zur Ruhe gebracht, als sie den Schmerz nicht mehr aushielt. Sie hat die *Stadt* verlassen, in der sie nicht mehr leben wollte oder konnte und die zukünftige gesucht. ›Wir haben hier keine bleibende Stadt, sondern die zukünftige suchen wir.‹

Ein Wort von Dietrich Bonhoeffer fasst ermutigend zusammen, was im Moment so schwer fällt auszuhalten:

›Es gibt nichts, was uns die Abwesenheit eines lieben Menschen ersetzen kann und man soll das auch gar nicht versuchen; man muss es einfach aushalten und durchhalten; das klingt zunächst sehr hart, aber es ist zugleich ein großer Trost; denn indem die Lücke wirklich unausgefüllt bleibt, bleibt man durch sie miteinander verbunden. Es ist verkehrt, wenn man sagt, Gott füllt die Lücke aus; er füllt sie gar nicht aus, sondern er hält sie vielmehr gerade unausgefüllt und hilft uns dadurch, unsere alte Gemeinschaft – wenn auch unter Schmerzen – zu bewahren. Ferner: Je schöner die Erinnerung, desto schwerer ist die Trennung. Aber die Dankbarkeit verwandelt die Qual der Erinnerung in eine stille Freude. Man trägt das vergangene Schöne nicht wie einen Stachel, sondern wie ein kostbares Geschenk in sich. Man muss sich hüten, in den Erinnerungen zu wühlen, sich ihnen auszuliefern, wie man auch ein kostbares Geschenk nicht immerfort betrachtet, sondern nur zu besonderen Stunden und es sonst nur wie einen verborgenen Schatz, dessen man sich gewiss ist, besitzt; dann geht eine dauernde Freude und Kraft vom Vergangenen aus.‹*«

»Nicht wie einen Stachel, sondern wie ein kostbares Geschenk«. – Ganz langsam beginne ich, die Aussage dieses Satzes nicht nur mit dem Kopf, sondern auch mit dem Herzen zu begreifen.

* Aus Dietrich Bonhoeffer: Widerstand und Ergebung. © Chr. Kaiser/ Gütersloher Verlagshaus. Gütersloh 1997.

Traum

12./13. SEPTEMBER

Es war auf einem Spaziergang: Durch lichtes Maigrün kamen wir zu einer großen, weitgeschwungenen Brücke, die wohl über ein Wiesental führte, denn Wasser sah ich nicht. Wir kamen auch nicht oben an, sondern gingen direkt unter der Brücke durch das Grün. Wir, das waren ich und eine andere Gestalt, deren Begleitung ich mehr spürte als sah. Es machte mir auch nichts aus, als es auf einmal – etwa in der Mitte unter der Brücke – hieß, ich solle zurückgehen. Das tat ich, träumte aber nicht, wie weit und wohin.

Im Traum war ich dann bald wieder da unter der Brücke, fühlte mich wohl zwischen dem lichten Grün und ging weiter; dabei sah ich an mir herunter und bemerkte, dass ich auf einmal feste Stiefel anhatte. Ich war wohl zurückgeschickt worden, um sie zu holen?

Die Lebenden und die Toten

Ich weiß um die Gefahr, dass wir ob der Toten, die wir betrauern, die wir im Lichte sehen – die Dunkelheiten treten zurück, werden von Licht überstrahlt – die Lebenden vernachlässigen, sie hintanstellen, oder dass sie sich hintangesetzt fühlen.

Doch Konstanzes Tod – mit dem Rückblick auf ihr Leben – sollte uns noch Lebende auch untereinander sehender, wissender, wahrhaftiger, barmherziger, liebender werden lassen.

»Da ist ein Land der Lebenden
und ein Land der Toten
und die Brücke zwischen ihnen
ist die Liebe.« (Thornton Wilder)

Traum

26 ./27. SEPTEMBER

Ich musste eine ganz, ganz hohe Leiter hinaufsteigen, das war lebenswichtig, ich weiß aber nicht warum, wusste es auch im Traum nicht. Und da ich ziemlich schwindlig veranlagt bin, war mir bewusst, was das für mich bedeutete: eine unheimliche Konzentration, ein Nicht-Zurück-Schauen. Ich stieg also Sprosse um Sprosse hoch, hielt mich seitlich mit beiden Händen ganz fest, schaute nur immer auf die nächsthöhere Sprosse, innerlich alle Kraft zusammennehmend, in höchster Konzentration. Hinunterschauen durfte ich um Himmels willen nicht, ich wusste um meine diesbezügliche Gefährdung. Aber obwohl ich mir das Schauen verbot, war mir im Inneren doch sehr bewusst, wie tief es hinabging.

Nun hatte ich nur noch wenige Sprossen zu bewältigen, dann würde ich es geschafft haben, würde oben sein, auf einem Dach, nahm ich an; jedenfalls mit festem Grund unter den Füßen. Doch – wie furchtbar! Beim Blick nach oben sah ich, dass die Leiter über meinem Kopf im rechten Winkel abbog, also in die Waagrechte, auf eine Länge von zirka zwei Metern, dass sie dazuhin noch mit Maschendraht bespannt war, so dass kein Durchschlüpfen möglich war. Dann schien sie in gerader Linie weiter nach oben zu gehen.

Mich verließ aller Mut – diese Hürde konnte ich nicht auch noch überwinden, ich würde ja hängend daran hangeln müssen, direkt über der todbringenden Tiefe! Verzweiflung erfasste mich – nein, das würde ich nicht schaffen, niemals! Dazu reichten meine Kraft und meine Schwindelfreiheit nicht aus!

Da, plötzlich, sah ich, dass schon einige Sprossen unter mir, rechts und links der Leiter, eine kleine Plattform hinausging: Auch hier konnte man stehen, auch hier hatte ich das mir vorgegebene Ziel erreicht, ich musste nicht ganz bis ans Ende oben kommen. Unendliche Erleichterung und Dankbarkeit durchströmten mich.

Beim Nachdenken über diesen Traum ahne ich, dass der Leiteraufstieg wohl das Schreiben an meinem Buch symbolisiert und den inneren Weg, den ich dabei gegangen bin: das ständige Dranbleiben, die ungeheure Anspannung, nun vor allem gegen Schluss, wo ich manchmal nahe daran war, aufzugeben, aus verschiedenen Gründen.

Nun bin ich »fertig«, obwohl mir bewusst ist, dass meine Arbeit nicht vollkommen ist. Wenigstens handschriftlich liegt alles da, ich muss es »nur« noch in die Maschine tippen.

Wege

Für mich – und auch für ihren Vater – stellt sich die Folgerichtigkeit ihres Weges zum Tod letzten Endes so dar:

Konstanze wollte nicht leben ohne Thomas.

Nach dem durchlittenen Schmerz der ersten Trennung konnte und wollte sie den Schmerz einer endgültigen Trennung nicht mehr ertragen. Für den Fall, dass Thomas für immer wegginge, nicht nur von ihr, wie im Sommer 1996, sondern auch von dieser Erde, für diesen Fall hatte sie wohl auch die Möglichkeit ihres eigenen Weggehens durchdacht, davon sind wir fast überzeugt. Ihr Suizid war sicher keine Affekthandlung.

Zu den Monaten und Tagen davor:

Ich denke zwar schon, sie fürchtete im Innersten um Thomas, so sensibel wie sie war. Aber gegen diese Furcht setzte sie ihre Hoffnung. Sie hielt es mit Luther: »Und wenn morgen die Welt unterginge, würde ich heute noch ein Apfelbäumchen pflanzen.« Jeden Tag pflanzte sie ihre Bäumchen der Hoffnung, mit leuchtendem Gesicht, von dem uns viele erzählen, die sie in der letzten Zeit noch erlebt haben, und mit einem Herzen voll Liebe. Ihre Welt ging unter am 14. Mai 1997.

Konstanze ist gescheitert, weil sie den Menschen, den sie am meisten liebte und auf den sie ihre Zukunftshoffnung aufgebaut hatte, nicht mit auf den *Weg des Lebens* nehmen konnte, trotz der Aufbietung aller ihrer Kräfte. So ist sie mit ihm den *Weg des Todes* gegangen.

Schlaf gut

Eine Stelle in Stanzis Tagebüchern gibt es, die uns immer wieder bewegt. Sie spricht sich darin selbst gut zu:

> *»Und nun, liebe, liebe Stanzi,*
> *schlaf gut, träum schön und erhol' dich mal von all'*
> *dem Stress. Du hast es bitter nötig.*
> *Tu dir doch einfach was Gutes.«*

So sagen nun, im Herbst des Jahres 1997, auch wir, dein Vater und deine Mutter:

> Und nun, liebe, liebe Stanzi:
> unsere so sehr geliebte jüngste Tochter,
> schlaf gut, deinen letzten Schlaf,
> und erhol' dich von all' dem Erdengeschäft.
> Du hast nun keine bittere Not mehr.
> Und wir wollen glauben, dass es gut ist,
> dass du in eine bessere, lichtere Welt
> gegangen bist,
> in der du deinen Frieden für immer
> gefunden hast.

Nachwort:
Nachtkonzert/ Tagtraum

Samstag, 25. Oktober 1997

Heute mit Roland zusammen beim »Nachtkonzert« des Trio Voccord, in der dämmrig erleuchteten Stadtkirche. Der Chor der Kirche war im Dunkeln und damit auch die aufdringlichen »modernen« Glasfenster im gotischen Maßwerk – und dadurch erschien der einmalig schöne alte Lettner in mattem Goldglanz wie ein Tor zu einer verborgenen anderen Welt.

Die – meist alte – Musik ruhig und melodiös fließend: Soprangesang, Erzlaute und Viola da Gamba; einige Improvisationen über Texte von Kurt Marti verhalten, aber mit großer Intensität gesungen. Trotz der vielen Zuhörer eine gesammelte Stille im Raum. Oft schloss ich die Augen, war da und doch woanders.

Und da geschah mir ein seltsamer Tagtraum: Ich dachte an mein Buch; dass nun abzusehen ist, wann es fertig wird, was eine große Entlastung für mich bedeutet. Und ich stellte mir vor, es *sei* fertig und ich säße dann nicht mehr unbemerkt und unbeachtet hier, sondern die Aufmerksamkeit aller würde sich auf mich richten.

Da erfasste mich eine Art Panik, die in dem Gedankenblitz gipfelte: Wenn ich das Buch zum ersten Mal fertig in der Hand halte, möchte ich tot umfallen. Ich sah das in einem Bild, in dieser Kirche vorne vor dem Altar und Lettner, sah mich dann in einem offenen Sarg wie eine Raupe verpuppt daliegen – niemand kam an mich heran –, und auf einmal schwebte ich als großer Schmetterling über dem Sarg, und dann auf und davon ...

Im Oktober 1999

Eine von Konstanzes letzten künstlerischen Arbeiten war »Puzzlestücke malen«; sie hat sich viel dabei gedacht. Die Entstehung dieses Buches war nun auch wie ein Puzzlespiel: In der Zeit nach ihrem Tod fand ich viele Puzzlestücke: in mir, um mich herum ... Ich brauchte gar nicht lange zu suchen, sie fielen von selbst über mich.

Und nun habe ich versucht, aus diesen vielen einzelnen Puzzleteilen ein Bild des Menschen Konstanze Schäfer zusammenzufügen

– so wie es sich in der Beziehung zum und aus der Sicht des Menschen Sigrid Schäfer zeigte. Es hat mich viel Herzblut und viele Tränen gekostet und ungezählte dem Schlaf entwendete Nachtstunden.

Es kann nichts anderes sein als ein subjektives Bild, so wie ein Gemälde – besonders ein Porträt – nie das exakte Abbild der Wirklichkeit ist, sondern immer die Inspiration und die individuelle »Handschrift« des Malers spiegelt und in der Stilrichtung seiner Zeit erscheint. Aber ob im Barock, der Rennaissance, im Naturalismus, Impressionismus oder Expressionismus entstanden, wichtig ist, dass das Wesen des Porträtierten durchscheint, dass der Künstler das »Abbild« dessen, den er subjektiv sieht und wahrnimmt, durchlässig macht für eine Kommunikation mit dem Betrachter.

Das Puzzlespiel ist nun endlich zusammengefügt, liegt vor mir, ergibt ein Bild, auch wenn einige Teile fehlen. Wenn ich das in meinem Geschriebenen manifestierte »Bild« von Anfang an durchsehe, so erschrecke ich fast darüber, wie ungeschützt manches dasteht. Vieles könnte ich heute schon nicht mehr so schreiben. Ich hatte vor allem in der allerersten Zeit nach Stanzis Tod ein anderes Bewusstsein, eine andere Wahrnehmung. Der Gedanke, dass diese innersten Prozesse von vielen Menschen gelesen werden, dass sie öffentlich werden, löst bei mir gleichzeitig Gefühle der Angst, der Trauer um die Preisgabe, ein wenig Scham und doch auch eine tiefe Erleichterung und Befriedigung aus. Bei diesem Zwiespalt wird es wohl bleiben. Konstanze hat mir und Roland einmal geschrieben: »Ich will, dass ihr eure Früchte seht!« Diesen Satz gebe ich an sie zurück: »Konstanze, meine geliebte jüngste Tochter, ich will, dass die Menschen deine Früchte sehen!«

Quellennachweis

Wir danken den im Folgenden genannten Rechteinhabern für die freundlicherweise erteilten Abdruckgenehmigungen.

S. 67 Hans Magnus Enzensberger: Grablegung. Aus: H.M.Enzensberger: Kiosk. © Suhrkamp Verlag, Frankfurt am Main 1995.

S. 109 Mascha Kaléko: Vor meinem eigenen Tod ist mir nicht bang. © arani Verlag Berlin.

S. 200 O. G. Wittgenstein: Märchen, Träume, Schicksale. München, Kindler 1973.

S. 211 Dietrich Bonhoeffer: Widerstand und Ergebung. © Chr. Kaiser/ Gütersloher Verlagshaus. Gütersloh, 16. Aufl. 1997.

Die Gedanken, Methoden und Anregungen in diesem Buch stellen die Meinung beziehungsweise Erfahrungen der Verfasserin dar. Sie wurden von der Autorin nach bestem Wissen erstellt und mit größtmöglicher Sorgfalt überprüft. Sie bieten jedoch keinesfalls Ersatz für kompetenten ärztlichen oder therapeutischen Rat. Daher erfolgen Angaben in diesem Buch ohne jegliche Gewährleistung oder Garantie des Verlags oder der Autorin. Eine Haftung des Verlags oder der Autorin für etwaige Personen-, Sach- und Vermögensschäden ist ausgeschlossen, es sei denn im Falle grober Fahrlässigkeit.

Die Deutsche Bibliothek – CIP-Einheitsaufnahme
Ein Titeldatensatz für diese Publikation ist bei
der Deutschen Bibliothek erhältlich

1 2 3 4 5 04 03 02 01 00

Ein Unternehmen der Dornier Medienholding GmbH
http:// www.kreuzverlag.de
Umschlaggestaltung: Jürgen Reichert, Stuttgart
Umschlagfoto:Bärbel Hoppmann
Satz: Rund ums Buch – Rudi Kern, Kirchheim/Teck
Druck und Bindung: J. Ebner, Ulm
Die Schreibweise entspricht den Regeln der neuen Rechtschreibung.
ISBN 3 268 00252 8